あなたの時間と元気を取り戻す

ALCOHOL
REDUCTION
THERAPY

減《げん》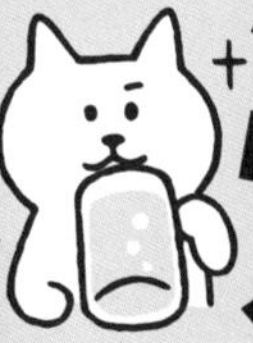酒《しゅ》セラピー

筑波大学准教授
アルコール低減外来医師
吉本尚
YOSHIMOTO
HISASHI

すばる舎

はじめに

○ずっと楽しく飲み続けるために

お酒がある人生は楽しい。
だからずっとお酒と付き合っていきたい。

そんなお酒好きな人が、これからも健康に、そして幸せに暮らしていけるよう、私は本書を書きました。

お酒愛好家にとって、お酒は仕事の活力になります。プライベートを豊かにもしてくれます。日常の大切な時間に欠かせない潤滑油です。

ただ、上手に付き合わないと、仕事にも人間関係にも大きな支障が出ます。二日酔いによる仕事のパフォーマンス低下、飲み過ぎゆえの失言・失態・ケガ・事故・

トラブル、健康状態の悪化……あなたも少しは思い当たるでしょう。

本書を手に取ってくださったあなたは、今、こんなことを感じているのではないですか？


「飲むのはいいんだけど、その後、なにもかも面倒くさくなって、な～んにもできなくなっちゃうんだよね」

「ここ数年、外での飲み会が減って家飲みが増えた分、逆に飲み過ぎてるのかも」

「どうせ飲むなら、体に負担をかけない飲み方にしたほうがいいよね」

「休肝日って、ホントにみんな作れているんだろうか……？」


こうしたことがふと頭をよぎるものの、今日も楽しみは仕事終わりの一杯。

だって……


毎日、仕事や家事をちゃんとこなせている。

気の合う仲間と「今日も一杯」♪

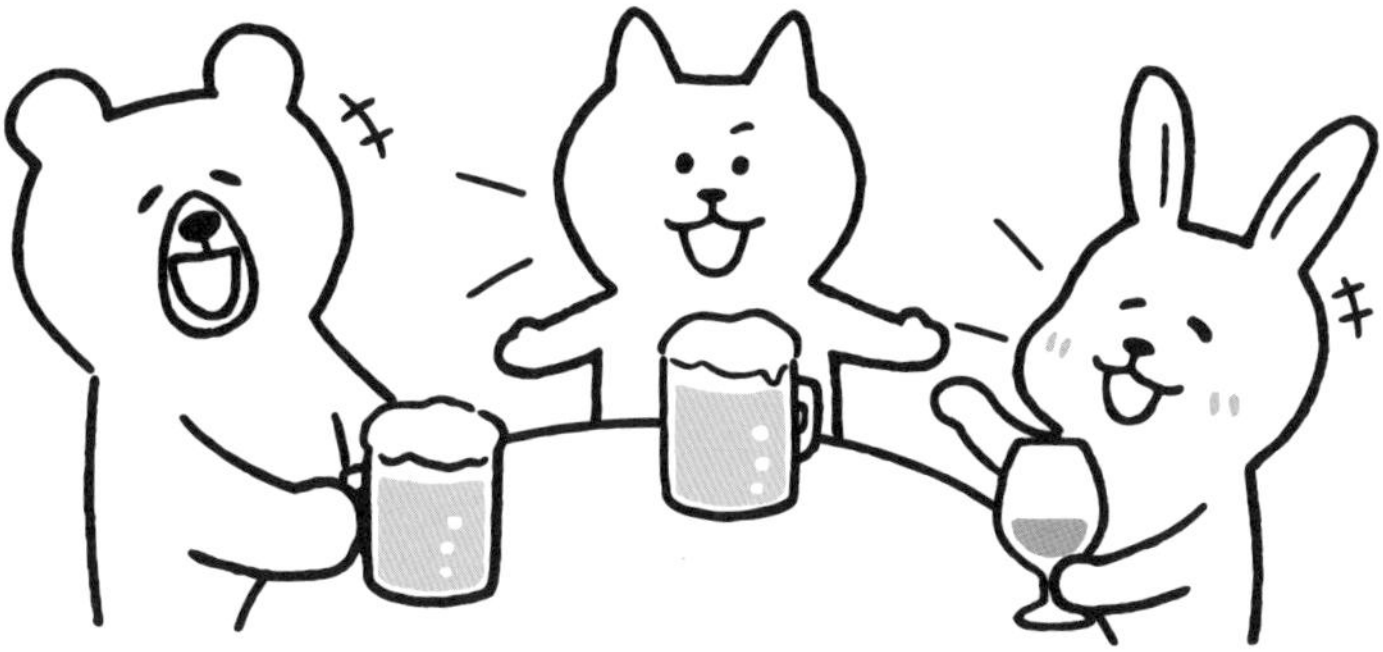

健康診断も大きな問題はない。
それに、お酒がある人生は楽しい。だから
お酒とずっと付き合っていきたい。

でも、本当に今のままで大丈夫ですか？

○「アルコール低減外来」とは？

私は、現在、筑波大学と北茨城市民病院附属家庭医療センターでアルコール低減外来を開設し、診療に当たっています。
アルコール低減外来とは、アルコールの摂り過ぎによる諸問題に対して患者さんと一緒に取り組む、いわば**「飲酒に関する相談の窓口」**です。

外来には、「健康診断で初めて肝機能が引っかかっちゃって……」という方から
アルコール依存症の方まで、いろいろな患者さんが来ます。普段の外来の様子を、
ちょっとご紹介したいと思います。

患者さん「健康診断で初めて肝機能が引っかかっちゃったんですよ」
吉　本「そうなんですね。○○さんは、それはなんでだと思いますか？」
患者さん「……やっぱりお酒かなぁ」
吉　本「体が、『ちょっとお酒を減らして』って言ってるのかもしれないですね」
患者さん「ですよねぇ……」
吉　本「何歳までお酒をおいしく飲みたいと思ってます？」
患者さん「一生（笑）」
吉　本「そっかそっか（笑）。それなら、一生で飲めるお酒の量って決まってるっていうから、ちょっと減らしてみては？」
患者さん「うーん、でもねぇ……」

一生で飲めるお酒の量が決まっているかどうか、確かなエビデンスはないかもしれません。でも、私はそんなふうに、患者さんに話すこともあります。

この患者さんに限らず、**「お酒のことをなんとかしたい」**と思いながら、どうすればいいのかわからない方が、飲酒習慣について私と雑談しながら、考え方や行動を少しずつ変えていくきっかけを作る。アルコール低減外来には、そういう役目があると考えています。

また、ある患者さんは、深夜にたまたま私の外来へやって来ました。酔って大ケガをし、縫合処置をしている最中、こんなやりとりがありました。

吉　本「傷口が深くて、今、かなり縫ってるから、今日はお酒を飲まないでください ね」

患者さん「いや、先生、お酒を飲まないなんて無理ですよ！」

痛い思いをしているにもかかわらず、原因である飲み過ぎを顧《かえり》みようとはまったく思わない。この状態は、かなりお酒に依存していると言わざるを得ません。こういう方にとっても、「お酒について考えてみる」きっかけがあるかないかは、その後の人生に大きな影響を及ぼします。

お酒との付き合い方は、人それぞれです。誰にとっても考えなくてはいけない人生の大問題ではないかもしれません。でも、ふとしたことをきっかけに、ちょっと考えてみたほうがいい問題ではあるかもしれないのです。

○なかなか打ち明けられない「お酒の悩み」

ここで自己紹介もかねて、なぜ私がアルコール問題と関わるようになったのかお話ししようと思います。

私はもともと、無医村の医師になりたいと思っていました。そこで、医学部卒業後、岡山家庭医療センターの家庭医療研修プログラムを受け、その後、県内の山間部にあるクリニックで医師として働き始めました。

このクリニックは、総人口5400人ほどの小さな町にあります。赤ちゃんから高齢者まで、年齢や性別、疾患の種類や臓器によらず、あらゆる健康問題や生活習慣病について総合的に診療・相談を行っていました。

あるとき、私が親族30人ほどの8割方を診ているご家庭の娘さんが、60代のお父さんと一緒にみえました。診察前の問診票には、「父の目の下のできものを診てほしい」と書いてあったのですが、診察室に入るなり娘さんがこう言うんです。

「今日、本当は……父のお酒のことで来ました」

なんでも2週間ほど前に、急に立てなくなったり、ふらついてケガをしたり、意識が消失したりしたので、とりあえず近くの整形外科を受診したそうです。

すると医者は、「長年のお酒の飲み過ぎが原因じゃないかな。内科医と相談してください」と。念のため、脳神経外科も訪ねると、やはり「お酒だね。内科へ」と言われたそうです。それで、意を決して私のところへ来たというわけです。

このとき、私は結構なショックを受けました。それまでこのお父さんのきょうだいや、娘さん以外のお子さん、お孫さんたちなどご親族の多くに普段から診療で関わってきて、なかには毎週のようにお目にかかっている人もいました。

でも、お父さんのお酒の問題に私はまったく気づかなかったのです。それくらい、お酒の問題は他人に言いづらいもの、周囲に知られたくないものだということをこのとき初めて知りました。

○ 手遅れになる前に、できることはいっぱい

他の医師からバトンを渡される形で、私はお父さんのお酒の問題に取り組むことになりました。1時間の面談を3回行い、お父さんはアルコールの専門医療機関へ行き、入院して治療を受けることを納得してくれたのですが、最初はもちろん、行きたがらないわけです。

「行かないと体が治りませんよ」

「嫌だよ」

トータルで3時間もあれば、今ならもっといろんなお話や、いろんな角度からの提案ができるのに、当時はそんな会話しかしていなかったように思います。

アルコールの問題は急に起こるように本人も周囲も感じますが、**本当は5年も10年も前から小さな問題が少しずつ少しずつ積み重なって、何かのきっかけで表出します。**それは、深刻な健康問題のこともありますし、人生を台無しにしてしまうトラブルのこともあります。

お酒は、私たちにとって身近な嗜好品であるからこそ、大問題になる前に食い止める、患者さんに寄り添った「医療」がもっと必要だと感じました。

○「行くか」「行かないか」。説得の時間がもったいない

当時は、このお父さんのように、アルコール依存症に近い患者さんが総合診療科に来た場合、アルコール問題を専門に扱う精神科や心療内科を紹介するのが一般的

でした。そして、二度とお酒を飲むことはできない、と伝えてきたのです。

もちろん、ほとんどの方は、「嫌だ」と突っぱねます。「俺はそこまで飲んでないよ」「絶対に行かない」。そういう人たちを説得しようとしても、結局、専門機関へ「行くか」「行かないか」の話にしかならないわけです。

私はだんだんその説得の時間がもったいないと感じるようになりました。患者さんと話せることは、もっと他にもたくさんあるのです。

「日頃、どんなふうに飲んでるの?」
「どんなときに、つい飲み過ぎちゃうの?」
「飲み方を少し変えられないかな?」

説得よりもこうした会話から飲酒習慣を見直すことが、アルコール問題の治療へつながるのではないか。それならば、依存症になる手前の、**ちょっとお酒を飲み過ぎている人たちが気軽に訪れることができる窓口**を開いてみたいと思ったのです。

○もしも「お酒をやめなくてもいい」と言われたら？

少々長くなりましたが、これが、私がアルコール低減外来を開くに至った経緯です。

今、私の外来には、アルコール依存症の方々もみえます。明らかに問題を抱えている方の平均酒量は、ビール500ml を毎日6本か7本。これらをだいたい2時間ほどで飲んでしまうようです。

お酒に対する依存度が高い人ほど、自分が飲み過ぎていることを否定します。そこは、なかなか認められません。依存症であることを受け入れてしまうと、「お酒をやめなさい」と言われる。それが怖いからです。二度とお酒が飲めなくなるなんて、絶対に嫌なのです。

お酒が大好きで飲んでいるのだから、そりゃあそうだろうと思います。

だから、私はこんなふうに問いかけます。

「お酒をやめるか減らすか、どっちにします？」

するとしぶしぶ「じゃあ、減らすほうで……」と、多くの人がつぶやきます。でも、そのひと言が治療への第一歩なのです。

以前は、「依存症＝断酒」で、二度とお酒が飲めなくなるのが当たり前でしたが、今は、必ずしもそうではありません。**カウンセリングによる減酒や、減酒薬を使った治療**など、お酒に悩んでいる方がより取り組みやすい治療法が登場しています。

○毎日の飲み方を「ちょっと」変えるだけ

お酒を自分でコントロールできると、

仕事もプライベートも体調も驚くほど良くなります。

頭が冴え、集中でき、生産性が増します。

めんどうくささが先に立って無為に過ごすことも減り、有意義な時間が増えます。

睡眠の質がアップします。

生活習慣病やがんのリスクを下げられ、しかもやせられます。

お金もたまります。

人間関係のトラブルとも無縁になり、家族関係も良くなります。

何よりお酒をコントロールできていることが、自信と充実感をもたらすでしょう。

実は、知らず知らずのうちに、脳や体や心を痛めつける飲み方が習慣づいている人は少なくありません。どのような飲み方をすれば、上手にお酒と付き合っていけるのか。そのためには、ダイエットでカロリーをコントロールするのと同じように、誰でも飲酒量をコントロールできるようになる目安が必要です。

そんな中、2024年に日本で初めて「**健康に配慮した飲酒に関するガイドライン**（**飲酒ガイドライン**）」が厚生労働省により作成されました。

このガイドラインについては後ほど詳しくお話ししますが、私も作成委員の一人として関わった立場から、多くの方が飲酒をもっとセルフマネジメントできるようお手伝いしたいと考えています。

お酒をずっと楽しく飲むために、今日からできることはたくさんあります。

お酒を飲んでいて「こういうところを改善したい」という思いがある方。

これからお酒を飲み始める方。

本書は、あらゆる方々にとって役立つ、最新版のお酒と上手に付き合うコツを集めた本です。そして、健康に配慮しながら、おいしくお酒を飲むための本です。

吉本尚

『あなたの時間と元気を取り戻す　減酒セラピー』目次

第1章

人とお酒の関係が変わりつつある

～近年の研究でわかってきたお酒のこと～

日本のお酒文化が変わる!?

第2章 飲み方を変えるだけで「人生の質」が激変

～毎日のお酒をちょっと減らしてみたら、こうなった～

第3章 こんな兆候にご用心！ ～危険なサインと心身の変化～

第4章

いつ飲む？ なに飲む？ どれくらい飲む？
～毎日の飲み方をちょっと変える～

あなたの飲み方は大丈夫？ 世界標準でチェック

「飲酒ガイドライン」で目安を確認

ノンアル＆微アルは心強い味方

第5章

もう後悔しない。失敗しない。飲み方のコツ

～酒席を楽しむために～

第6章 お酒に振り回されないライフスタイルを作る
～今すぐ始める減酒生活～

第1章

人とお酒の関係が変わりつつある

～近年の研究でわかってきたお酒のこと～

日本のお酒文化が変わる!?

お酒に寛容な日本人

日常がコロナ禍以前に戻り、酒席も復活しているようです。お酒を楽しみながらの仕事の打ち合わせ、会合、パーティ、忘年会・新年会・送別会・歓迎会。飲む機会を楽しみにしている方も多いことでしょう。

世界から見ると日本は、営業や接待などビジネスでお酒をともなう機会がとても多い国です。職場の飲み会も盛んです。海外では自由参加だったり、短時間だったりで、**「サッと飲んで解散、夕食は家族と」**ということも多く、お酒の飲み方にはずいぶん違いがあるようです。

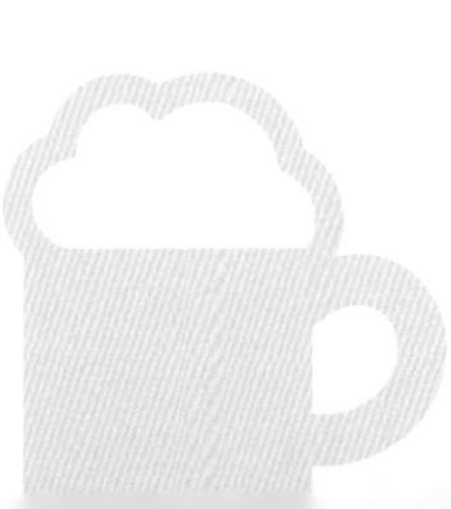

「お酒を飲むのも仕事のうち」とは言うけれど…

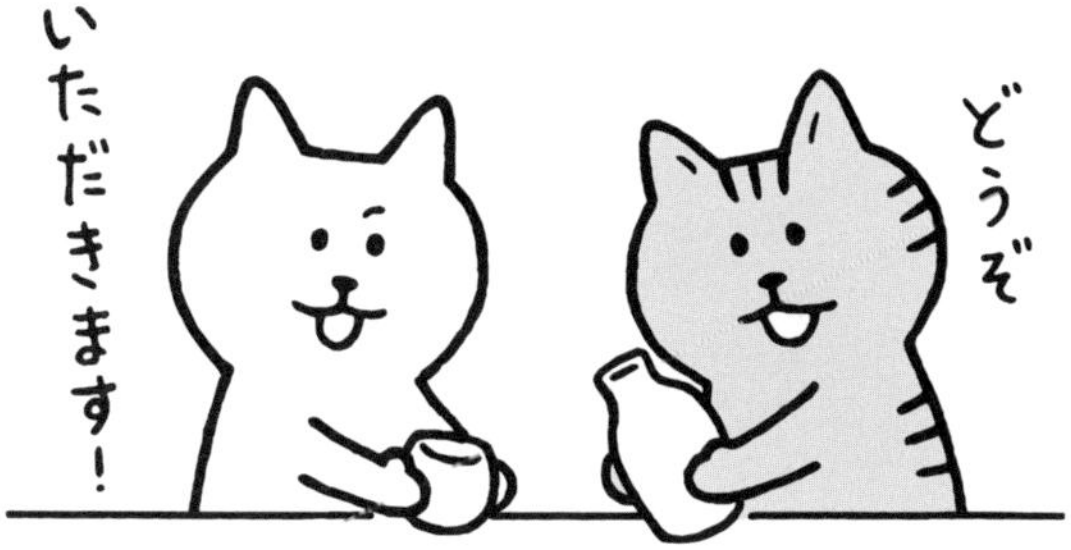

日本では昔から、「仕事ができる人ほど飲む」と言われたり、「お酒に強いキャラ」が酒席で重宝がられたりしてきました。

職種によっては、「**お酒の場がなくては仕事にならない**」とも言われます。

そんな、お酒をともなう取引先との接待で粗相をしても、「まあ、お酒の場ですから」と大目に見てくれることも多いようです。お酒を介して人間関係が深まり、それが仕事にも良い影響を及ぼすことは多々あるのでしょう。

言い換えれば、日本はビジネスの場でもお酒にとても寛容だということです。

日本で飲める人は少数精鋭

日本人の飲酒の特徴を世界的な視野で見てみると、一人当たりの飲酒量は世界各国の平均よりもちょっと少ないくらいです。ロシアのようにほぼ全員がお酒を飲める人たちで、一人当たりの飲酒量も非常に多い地域と比べれば、日本人はその半分程度と言えます。

ロシアに限らず海外では、お酒を飲めない人は少数派で、ほとんどの人が日本でいう「お酒に強い人」です。**日本でいう「お酒に強い人」は、世界標準では「普通の人」**で、海外から日本人を見たら「弱い人」か「普通の人」しかいないという感じでしょう。

そういうこともあってなのか、お酒を飲むシチュエーションについても、海外とは違いがあります。日本で飲酒というと夜が一般的ですが、海外は、昼間にバーで飲むことも少なくありません。明るいうちから飲酒をしても、時間的な要因で非難

お酒にまつわる〝空気〟の変化

されるようなことはなく、しかるべき場所での飲酒は社会的に受け入れられています。それよりも重視されているのは、飲んだ際の振る舞いです。「お酒を飲んで、人前や公共の場で乱れるようなことは避けよう」といった共通認識があります。

日本ではどうでしょう。路上飲みが許されていたり、いい気分で千鳥足になっている人や泥酔して寝っ転がっている人がいても、みんな遠巻きに見て、通り過ぎます。海外なら、検挙の対象になることもありますが、日本は、そのあたりも比較的寛容な国だと言えます。

裏を返せば、**日本の多くの人は、そんなにお酒に強いわけでもないのに、お酒を思う存分飲むことが許されてしまっている**ということです。無理な飲酒をしても、歯止めになるものが少なく、誰もがつい飲み過ぎてしまう環境が出来上がってしまっているのです。

しかし近年、酒席でひどく酔っ払った姿を見せるのは「カッコ悪い」「ダサイよね」といった空気が漂いつつあります。お酒に寛容な日本人の「常識」、お酒と日本人の「関係」が、大きく変わりつつあるのです。

「忘年会スルー」という言葉に代表されるように、「仕事で先輩や上司の飲みに付き合うより、自分の時間を優先したい」層が増え、今ではむしろそちらが主流派の印象すらあります。このことを肌身に感じている方も、少なくないのではないでしょうか。

最初に告白しておくと、私はあまりお酒に強いほうではありません。飲むとすぐ顔が赤くなり、眠くなります。でも、お酒の場は好きですから、仕事でもプライベートでもお声がかかれば喜んで参加します。

「**僕はこのビール1杯で**」とか、「**今日はノンアルコールにします**」など、臆せず周囲に伝えて場を楽しんでいます。私より若い世代の研究者や学生を間近に見ていても、飲む人は飲むし、飲まない人は飲まない。それぞれが自由に選択しています。

ただ、正直言うと、学生時代や医師として駆け出しの20代の頃は、「最初の乾杯くらいは飲まないとな」と勝手に思っていました。先輩や目上の人にお酒を注がれると、ちょっと無理して飲んだこともあります。

無理してまで飲むのはナンセンス

本当はあまりお酒が好きじゃないのに、「あまり飲めないんで」のひと言をなんとなく言い出せず、お酒の場だから飲んできた。会社や大学などの集団、とくに人間関係の上下がはっきりしている集まりでの飲み会では断るのが難しかった。

そんな「お酒の場にいるのだから飲むべき」という空気は、日本という土壌が生んだ独特のものかもしれません。

こうしたことを背景に、飲み会の場で心理的圧力のもと「イッキ飲み」をさせるなどの行為は、これまで何度も社会問題にもなってきました。

アルコールの一気飲みが急性アルコール中毒を引き起こす危険性があること、そして、そうした強要をアルハラ（アルコール・ハラスメント）と呼ぶことは、すでに社会に浸透しています。

「お酒好きな人が自分で飲むぶんにはかまわないけど、人に強制・強要するのは良くないよね」「みんなが飲んでいる場にいても、無理に飲まなくてもOKでしょう」という空気は、以前よりもはるかに醸成されています。

日本のお酒にまつわる空気は、変わりつつあるのです。

世界的にも飲まないムーブメントが登場

「少し飲んだほうが長生き」のウソ

お酒にまつわる「空気」の変化は、日本だけのものではなく世界的な潮流です。

確かにお酒には人と人との出会いを演出したり、料理をおいしくいただけるといった良い面もありますが、**「実は少量でも飲むこと自体に害があるんじゃないか？」**と考える人が増えてきたのです。

一般の生活者の実感からも、アルコールに関する研究者や医師たちの知見からも、そうしたことが近年、課題として浮かび上がってきたという感じです。

昔から「酒は百薬の長」と言われてきました。「少し飲んだほうが長生きする」

なんて、よく聞きますよね。でも、お酒好きの免罪符になってきたこの言説には誤りがあることも、今、研究者の間では通説になっています。

飲酒には、血流を良くするという効果が確かにあります。たとえば左上のグラフのように、心疾患や脳梗塞などの血管に関係する疾患には、少量の飲酒が良い影響をもたらすことを示しているようにも見えました。

しかし、以前から研究者の間では、飲酒ゼロの人の死亡リスクが、飲む人よりも高くなるのはおかしいという指摘がありました。

そんな中、２０１８年、世界的医学雑誌ランセットに、新たな研究が発表されます。この研究によって、純アルコール量10ｇ（ワイングラス1杯程度）くらいまでは疾患リスクの上昇はあるものの緩やかで、それより量が増えると疾患リスクは上昇傾向を示すことが明確になりました。

左上のように、以前はグラフの形がアルファベットのＪに似ていることから、少量の飲酒が体に良いことを**「Ｊカーブ効果」**と呼びましたが、今はこのような形にはなりません。

どうやら「酒は百薬の長」ではないらしい

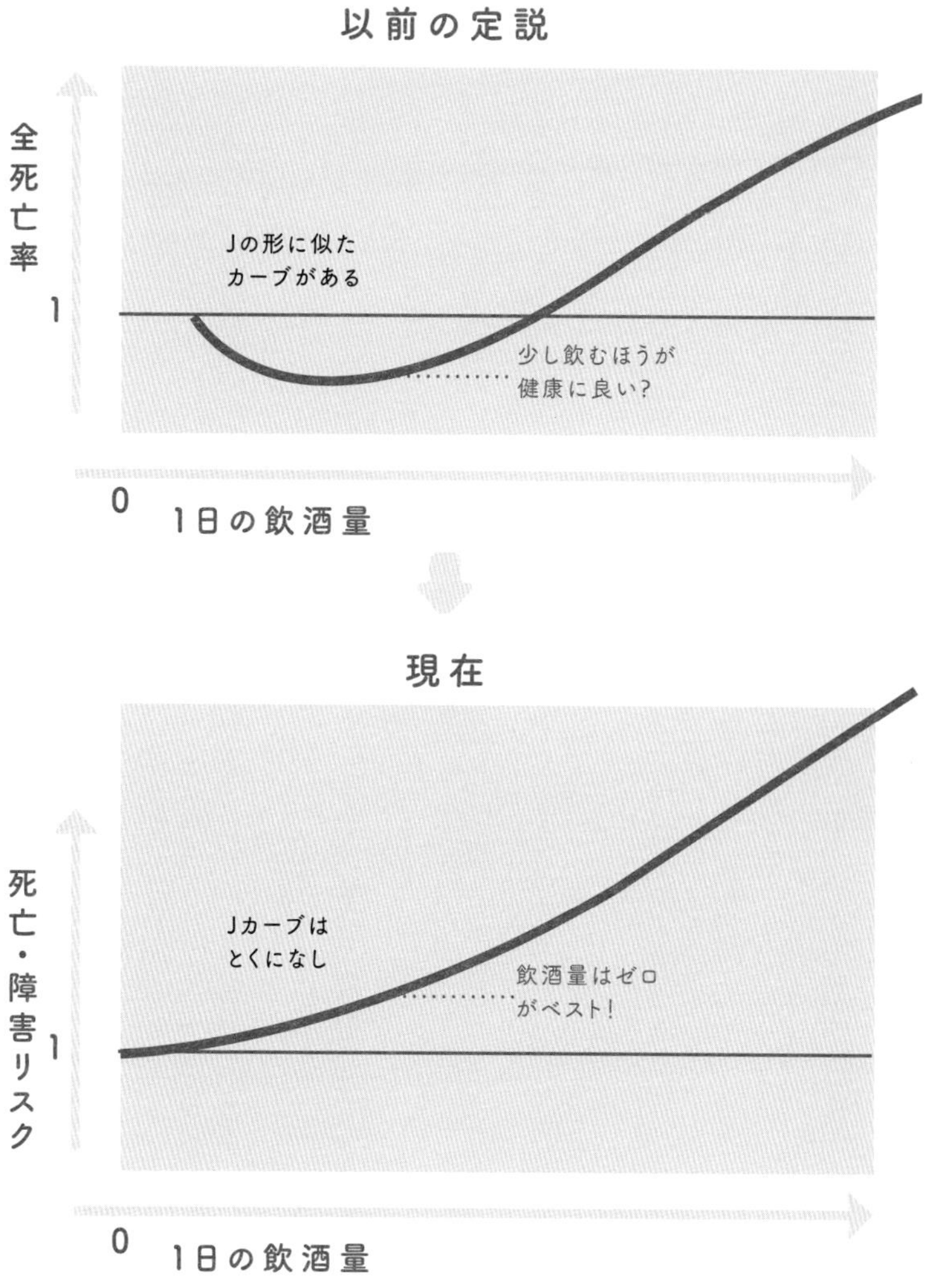

GBD 2016 Alcohol Collaborators "Alcohol use and burden for 195 countries and territories, 1990-2016: a systematic analysis for the Global Burden of Disease Study 2016." *Lancet* 392(10152):1015-1035, 2018 をもとに作成

つまり、「少し飲んだほうが長生き」のJカーブは幻想で、**「健康で長生きしたいなら、お酒は少量。ベストはゼロ」**ということです。

「あえて飲まない」ムーブメント、ソバーキュリアス

日本だけでなく世界的に健康志向が高まっています。運動、食事、睡眠、サプリ、スマートウォッチでの自己管理。

こうしたことへのアクションは、単に健康状態を改善させるだけでなく、メンタル面の改善にもつながり、ひいては人生のプラスになることに、多くの方々が気づき始めました。

飲酒もその一つで、欧米の若年層の間では、「あえてお酒を飲まない」ことがムーブメントになりつつあります。ポジティブなスタンスで飲酒しないことを「**ソバーキュリアス**（**Sober Curious**）」と呼び、近年、広がりを見せているのです。

ソバーキュリアスとは、Sober（しらふ）とCurious（好奇心が強い）を組み合わせた

「あえて飲まない」というスタンスの人も

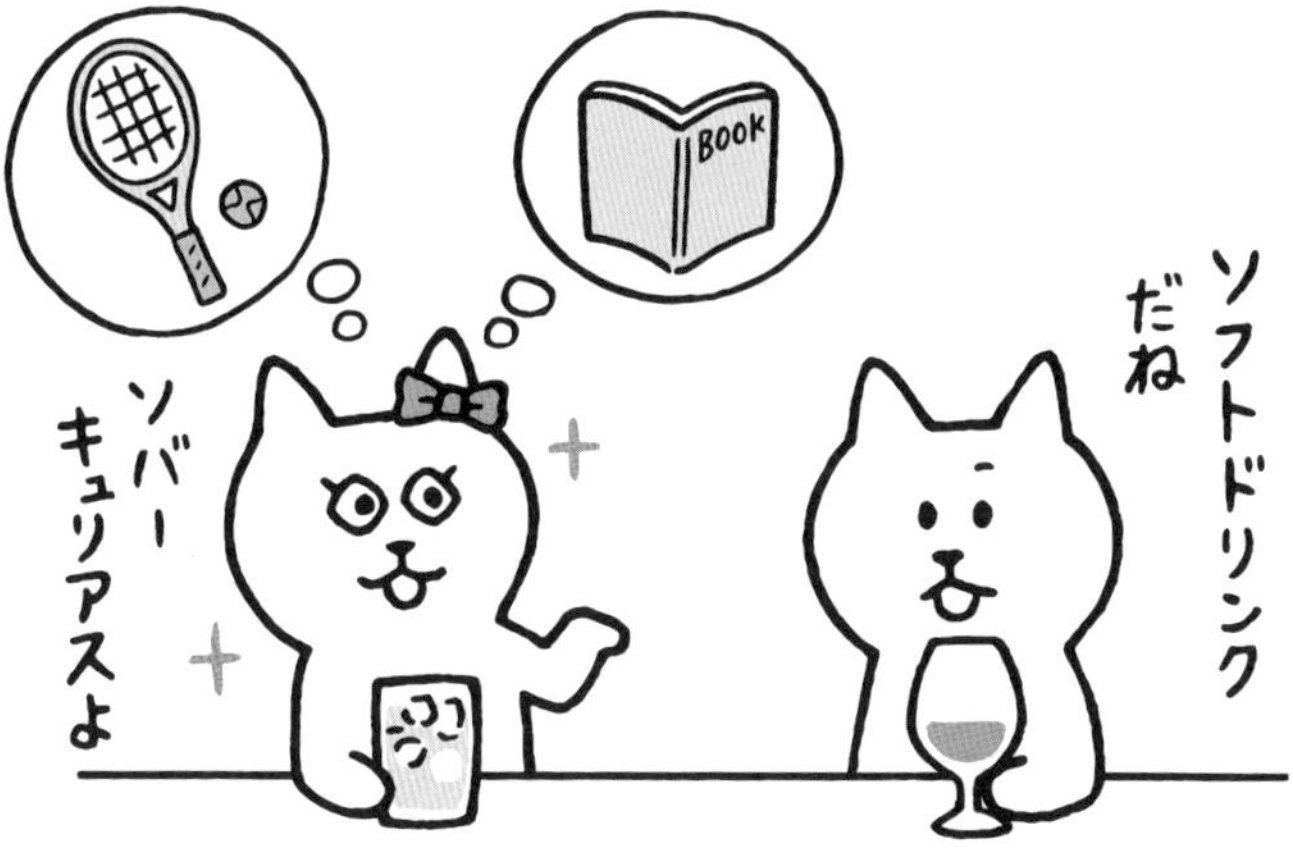
BOOK
ソフトドリンクだね
ソバーキュリアスよ

造語で、飲酒に関する新しいスタイルであると同時に、新しいライフスタイルを選んでいるスタンスを指します。

健康のために我慢してお酒を飲まないのではなく、「明日の予定があるから」「酔いたい気分じゃないから」「今日は（今は）学びや趣味に時間を使いたい」といった、自分のライフスタイルを優先し「あえて飲まない」。

お酒の場にいたとしても、ソフトドリンクやノンアルコールを選ぶ。主に2000年代以降に成人したミレニアル世代を中心にこうした動きが広がり、日本でも知られるようになりました。

世界的な「あえて飲まない」ムーブメントの広がりを受け、日本の飲料メーカーでもノンアルコール飲料の開発が進んでいます。少し前までは、ノンアルと言えばビールという印象でしたが、現在は焼酎、ワイン、ウイスキー、ジンなど種類も多岐にわたり、しかもボトルやパッケージもセンスアップされています。

レストランでも、お酒を楽しむ人と同じように「あえて飲まない人」も料理をおいしくいただける選択ができるよう、ノンアルの品揃えを増やすお店も増えていると聞きます。

お酒を飲む人も飲まない人も、同じ空間で楽しい時間を過ごせる選択肢があるということは、お酒という文化に対する新しい視点が生まれる機会になっていくのではないかと感じています。ひいては、お酒好きな人がアルコールを減らしてもおいしく飲めることにも寄与するのだと思います。

日本初の指針「飲酒ガイドライン」とは？

「タバコの次はお酒」という世界的な動き

お酒がある人生を楽しむには、お酒が原因で健康や生活を害さないことが大切です。そのため、海外では「国民の飲酒に役立つ目安」がガイドラインとして定められています。

たとえば、一日の適量とはどれくらいなのか。飲み過ぎないためにはどんな工夫をすればよいのか。そうしたことが専門家たちによってまとめられ、国民に周知されているのです。

実は、日本にはこうした包括的な目安がこれまでありませんでしたが、飲酒に関する世界的な潮流の変化もあり、このたび初のガイドライン（「健康に配慮した飲酒に関するガイドライン」）が2024年に作成されました。

周りに与える影響が大きいお酒の問題

ここで少しだけ、作成に至るまでの流れをお話ししておきます。最初のきっかけは、2010年に開かれたWHO（世界保健機関）の総会です。この総会で、「アルコールの有害な使用を低減するための世界戦略」が採択されました。簡単に言うと、「世界的に取り組んできたタバコの対策はひと息ついたので、次はお酒の対策を始めましょう」という流れが打ち出されたのです。

WHOがまず喫煙に対する改革から手をつけたのは、タバコは広く普及していて、本人の健康を害するからです。そして、新たにターゲットとなったアルコールは本人の健康という観点からだけでなく、**タバコに比べても家族や周りに与える影響が甚大**です。

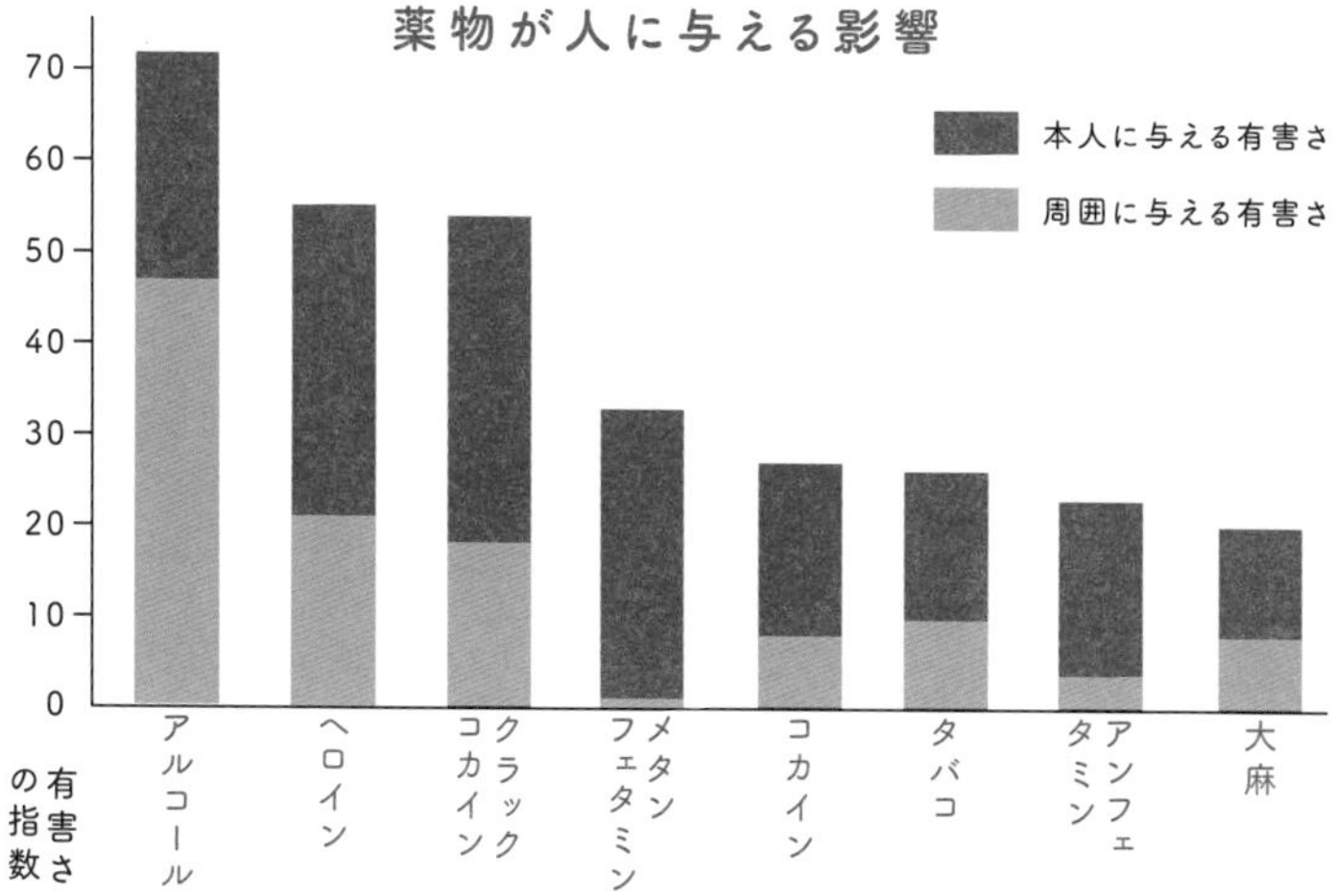

David Nutt et al. "Development of a rational scale to assess the harm of drugs of potential misuse." *Lancet* 369(9566):1047-1053, 2007をもとに作成

飲酒運転による取り返しのつかない事故、人間関係のトラブル、依存症による就労困難など、さまざまな問題が生じるのがお酒です。それらを未然に防ぐための取り組みをしていこうというわけです。

WHOのこの提案を受け、2013年に「アルコール健康障害対策基本法」が日本で成立し、その基本計画のもと、ガイドラインの策定など、飲酒の諸問題に関する包括的な取り組みが推進されることになったのです。

日本ではこれまでも、国民が主体的に取り組める新たな健康づくり対策として、厚生労働省が「健康日本21」を展開し、飲酒についても目標をいくつか設けてきました。国だけでなく、各自治体が取り組んでいるケースもあります。

そうやってこれまで多方面での取り組みから得た知見も整理して、日本オリジナルの目安を作りましょう、というのが今回の飲酒ガイドラインの目的です。私も作成委員の一人として会議に参加してきました。

「純アルコール量」という新しい目安

ガイドラインで定められた重要な要素の一つが、飲酒量の把握です。

お酒は、種類によって含まれるアルコール量はさまざまで、ビールと日本酒とウイスキーでは、重量は同じでもアルコール量は異なります。

それぞれのお酒に含まれるアルコール量を「純アルコール量」といい、アルコールが体や精神にもたらす影響は、飲んだお酒の量ではなく、**摂取したアルコール量**（g）が基準となります。これからは純アルコール量を意識していくことが、お酒

純アルコール量の算出法

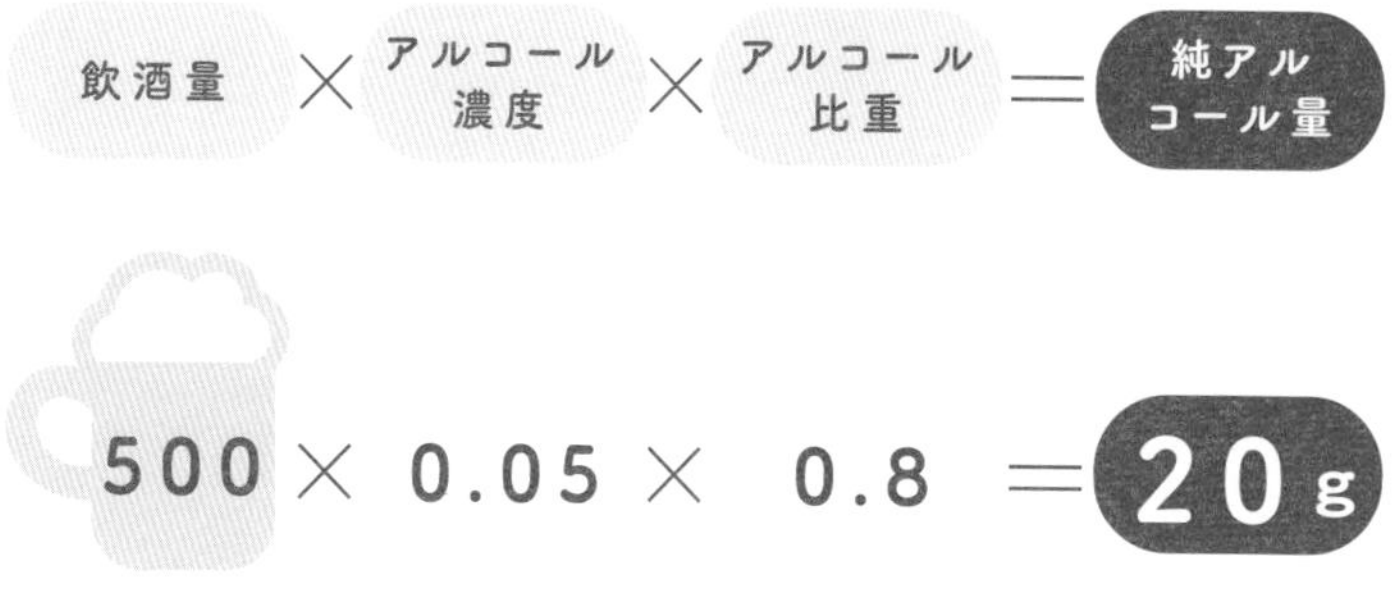

例：ビール 500ml（中瓶1本）（ロング缶1本）、**度数5％**

を飲み過ぎないためにも大事になってくるのです。

ガイドラインでは、飲酒量を純アルコール量に換算し、1日当たりの純アルコール量の目安を、**「男性は40g未満」「女性は20g未満」**としています（詳しい説明は第4章160ページにゆずります）。

純アルコール量の目安が「40g」「20g」と言われても、今はまだピンとこない方がほとんどだと思います。でも、この数字はきっとこれからすぐに、食品やメニューのカロリー表示と同じように私たちの生活になじんでいくだろうと感じています。

食品のパッケージや飲食店のメニューに

カロリーが表示され始めた頃、おそらく多くの方がなかなか数字の感覚をつかめなかったと思います。

ですが、買い物や外食のたびカロリーの数字を目にするうちに、「あんぱん1個のカロリーはだいたいこれくらい」「かつ丼はこれくらい」と、見当がつくようになったのではないでしょうか。今では当たり前になっているカロリー表示も、浸透するまでには長い時間がかかっています。

概数ではあっても食品やメニューのカロリーがわかっていれば、「ランチは500キロカロリーくらいまでに抑えよう」と自己管理に役立てられます。自分の健康や心地よいライフスタイルのために、自分で選択できる情報が身近にあることがとても大切です。

飲酒についても、これと同じです。これからは純アルコール量が、おいしく健康にお酒を楽しんでいくための選択の目安になっていきます。

やりやすいのは、断酒より減酒

「お酒をやめなさい」と言われる前に

そして、肝心の「飲み過ぎない習慣づくり」は、どのようなことがカギになるのでしょう。

お酒を飲み過ぎているという自覚症状があっても、どこに（誰に）相談すればいいのかわからないという方がほとんどだと思います。健康診断で肝臓や中性脂肪の数値が引っかかれば、かかりつけ医などと話す機会があるかもしれませんが、実践的な方法を教えてもらえるわけではないでしょう。

これまで私が総合医療に携わってきたいくつかの地域でも、アルコール依存症に近い方や明らかに飲酒の問題がある方の相談は、どこも片手で収まる人数だったと記憶しています。しかし、いざアルコール低減外来を開いてみると、患者さんの数は予想を上回っていました。「**お酒で悩んでいる人って、こんなにいたのか！**」と、正直、驚いています。

お酒の問題を抱えている人が治療を受けようと決めたとき、多くの場合は精神科や心療内科を訪ねることになります。しかし、それはハードルが高く、勇気がいることです。飲み過ぎを認められる人はわずかですし、受診すれば「お酒をやめなさい」と言われるのがわかっているわけですから。

アルコール低減外来は、それに比べると敷居が低い「**お酒に関する相談窓口**」です。私の開設した低減外来は、内科や小児科などの領域も扱う総合診療科内にあるので、さらに来院しやすいのでしょう。飲酒の問題だからと特別扱いはしておらず、他の外来の多数の患者さんに交じっている状態です。

健康面や生活面から、「お酒のことをなんとかしたい」と考えている方が受診しやすいため、当初の予想を超えた数の患者さんがみえるのだと思います。

お酒を「断つ」のではなく、まず「減らす」

ある40代の女性は、私の外来に来る前日に、もう一生お酒が飲めなくなるかもしれないと思って、15万円分くらいバーで飲んできたそうです。こんなふうに覚悟を決めてくる方は、低減外来でも少なくありません。

でも、患者さんの全員が全員、今日すぐにお酒をやめなくてもいいんです。この方もそうでした。お話をひと通り聞いた後、私はこう言いました。

吉　本「お酒、無理にやめなくてもいいんじゃない？」
患者さん「え⁉」
吉　本「**無理するくらいなら、減らすことから始めればいいんじゃないですか？**」
患者さん「じゃあ飲んでいいんですか？　本当に？　本当に？」

「医師から断酒を迫られるに違いない」「もう腹をくくるしかない」という悲壮な決意でやって来た患者さんたちは、ここで拍子抜けするようです。

でも、こう投げかけられることで、「**お酒をやめなくてすむように、減らせる努力をしよう！**」と、自然に考えてくれるようになるのです。表情が晴れ、とたんに笑顔になる方もいます。

医師から「断酒してください」と「通告」し、それに従ってもらおうとしても、なかなかうまくいくものではありません。もちろん、そうできる人はいますし、そうなれば素晴らしいのですが、患者さん本人が納得し、楽しみながら実践できることでなければ続きません。だから、「減酒」なのです。

その後この方は、減酒を経て自ら断酒に進んでいます。口コミでご家族も受診し、減酒をするようになりました。

お酒を断つのではなく、まず減らす。

そのための方法が、今どんどんアップデートされています。

「減酒」でいいなら受診しやすい

飲酒習慣には依存性がともなうため、コントロールが難しいのは事実です。だから、「そもそも減酒なんてできるわけがない」というのが以前の定説でした。世界的にアルコールの問題は、「断酒」の一択だったと言ってもさしつかえないでしょう。

しかし、3カ月間入院しても、1年後には7割の人が再び飲んでしまうということや、確実に治療が必要な人のうち5～10％くらいの人しか病院に来ないということがだんだんわかってきたのです。

そこで、ヨーロッパを中心に「お酒をやめさせる治療ではなく、減らす治療をやってみよう」という流れが起こり、試行錯誤の末、徐々に効果が現れました。日本でもその流れを受け、2017年、神奈川県の久里浜医療センターに国内初の減酒外来が開設されたのです。

アルコールの問題を抱えている場合、日本に限らず海外でも、「まず本人が依存症を認めないと治療が進まない」と思われていました。まずは認めて、お酒を完全に断つことに同意してもらう。この説得に多大な時間とエネルギーを使ってきたのです。

でも、**本人が認めるかどうかが重要なのではなく、すぐにでも酒量を減らせるかどうかに照準を合わせるほうが対策が取りやすい**とわかってきたわけです。

減酒でいいんだったら受診してもいい。私の外来にみえる患者さんにも、そう感じている方がたくさんおられると思います。

晩酌を1日やめても「減酒」

今、減酒に成功した患者さんの中に、アルコール度数5％のハイボール缶350mlを平日に4本、休日に8本飲んでいる方がいます。

一般的に考えるとそれでもかなりの量ですが、この方の以前の酒量は、なんとこの3倍でした。当時から比べれば、内科的な数値もかなり改善されましたし、お酒との付き合い方も変わってきました。まだ治療の過程にあるとはいえ、断酒ではなく減酒で人生をコントロールし始めたと言える一例です。

減酒の目標は人によってそれぞれですが、**「今飲んでいる量より減れば減酒」**としてよいと私は考えています。

晩酌を毎日していた人が、週に1日やめただけでも減酒です。

週4で飲み会に参加していた人が、週3にすればそれも減酒です。

酒量や回数だけではありません。

アルコール度数9%をいつも飲んでいた人が7%にしても、お酒と一緒に水を飲み、いつも3杯だったのを2杯に抑えられても、減酒です。

アルコール度数や濃さも、減酒の重要な要素になるのです。

「飲酒脳」から「減酒脳」へ

私はよく、**「毎日の晩酌を見直すか、飲み会の回数を見直すか、どっちか工夫して減らしてみませんか？」**というふうに2つの選択肢を提示します。

こう尋ねると人はどちらかを選びたくなるんです。どちらを見直しても患者さんにとっては、お酒を減らすことにつながります。ですから、患者さんはどちらを選んでもお酒を減らすアクションを起こせます。

しかし、「この患者さんはこうするとよさそうだな」と感じても、それを口にして同意してもらおうとは思いません。選択肢は提示しても、自分で選んでもらうことが大切なのです。

お酒との付き合い方を見直すということは、生活習慣を見直すこととほぼ同じです。私は患者さんの生活のすべてを知っているわけではないので、そこはやはり自分のことを一番わかっている患者さん自身が選択するのが一番いいのです。

こうして自分で選ぶと、「……**やってみようかな**」と一歩を踏み出しやすくなります。自分でお酒を減らす工夫をすることで、思考が変わり行動も変わります。「飲酒脳」から「減酒脳」にスイッチしていけるわけです

「自分に合っているのはどっちだと思いますか？」とこちらが問えば、患者さんは最適な選択をしてくれると信じています。もしもその方法がうまくいかなければ、もちろん途中で変えてもいいし、できそうなことをまた一緒に考えていけます。

このように、工夫しやすいのが「減酒」のいいところです。

そして、やりやすいのも「断酒」より「減酒」です。

意識すべきは、休肝日より休脳日

なぜ「もっと飲みたい」と思ってしまうのか

お酒を減らすというと、すぐに思い浮かぶのが「休肝日」でしょう。

多くの方が、健康診断の肝臓に関する数値を気にしながら飲んでいます。肝臓の解毒作用に関与するγ－GTPの値が正常範囲なら、「肝臓は元気なんだからこのまま飲み続けても大丈夫♪」「数値が悪くないならお酒を減らさなくてもいいんじゃない？」と一喜一憂しています。

実は、肝臓はもともと修復機能が高い臓器で、毎日飲酒していても少量であればそれほど傷むわけではありません。ではなぜ、週に1日か2日、お酒を飲まない日を作ることが大事なのでしょう。

お酒を毎日飲んでいると、脳の報酬系と呼ばれる神経系が刺激されます。飲酒でこの報酬系が満たされると、「楽しい」「気持ちいい」「幸せだ」といった感覚が引き起こされます。すると脳はしだいにこの感覚を記憶し、もっと刺激を求めるようになるのです。

長い飲酒習慣の中で「だんだん酒量が増えてきた」というのは、**脳の報酬系が「もっと！　もっと！」と刺激を求めることによって起きた現象**と考えるのが妥当です。

あるいは、迎え酒のように「飲まないと気持ち悪いので飲む」というのも、アルコールの刺激が切れてしまったために起こる感覚です。お酒を飲むと気持ち悪さがすっと解消されるので、また飲む。この状態になると、かなりアルコールに対する依存性が高い状態と言えます。

飲み続けることで乱れる「脳の報酬系」

脳の報酬系には多種類の神経伝達物質があり、それぞれが複雑に機能しています。少し専門的になりますが、飲酒量と脳内メカニズムの関係について、ショウジョウバエをモデルに行った研究を紹介しましょう。

この研究では、アルコールを与え続けたハエと与えなかったハエを比較して、脳内のメカニズムを観察しました。アルコールを与え続けたハエは、脳内で快感を伝達する神経物質であるドーパミンの受容体が増加していたのです。

生物がアルコールを摂取することによって快く感じるのは、脳内の報酬系と呼ばれる神経系が活性化するためですが、この報酬系の中で中心的な役割を果たしているのがドーパミンです。アルコールのみならず、麻薬や覚せい剤などの依存を形成する薬物にはドーパミンの放出や受容を活発にする作用があり、そのためこれらの摂取・使用が快感をもたらします。

この研究でアルコールを与え続けられたハエは、ドーパミン受容体の増加と同時に、アルコールに対する嗜好性が高まりました。つまり、**脳の報酬系が乱れ、アルコールの摂取を好むようになった**のです。

Mai Kanno et al. "Voluntary intake of psychoactive substances is regulated by the dopamine receptor Dop1R1 in Drosophila." *Scientific Reports* 11(1): 3432, 2021

脳がアルコールに依存していく仕組み

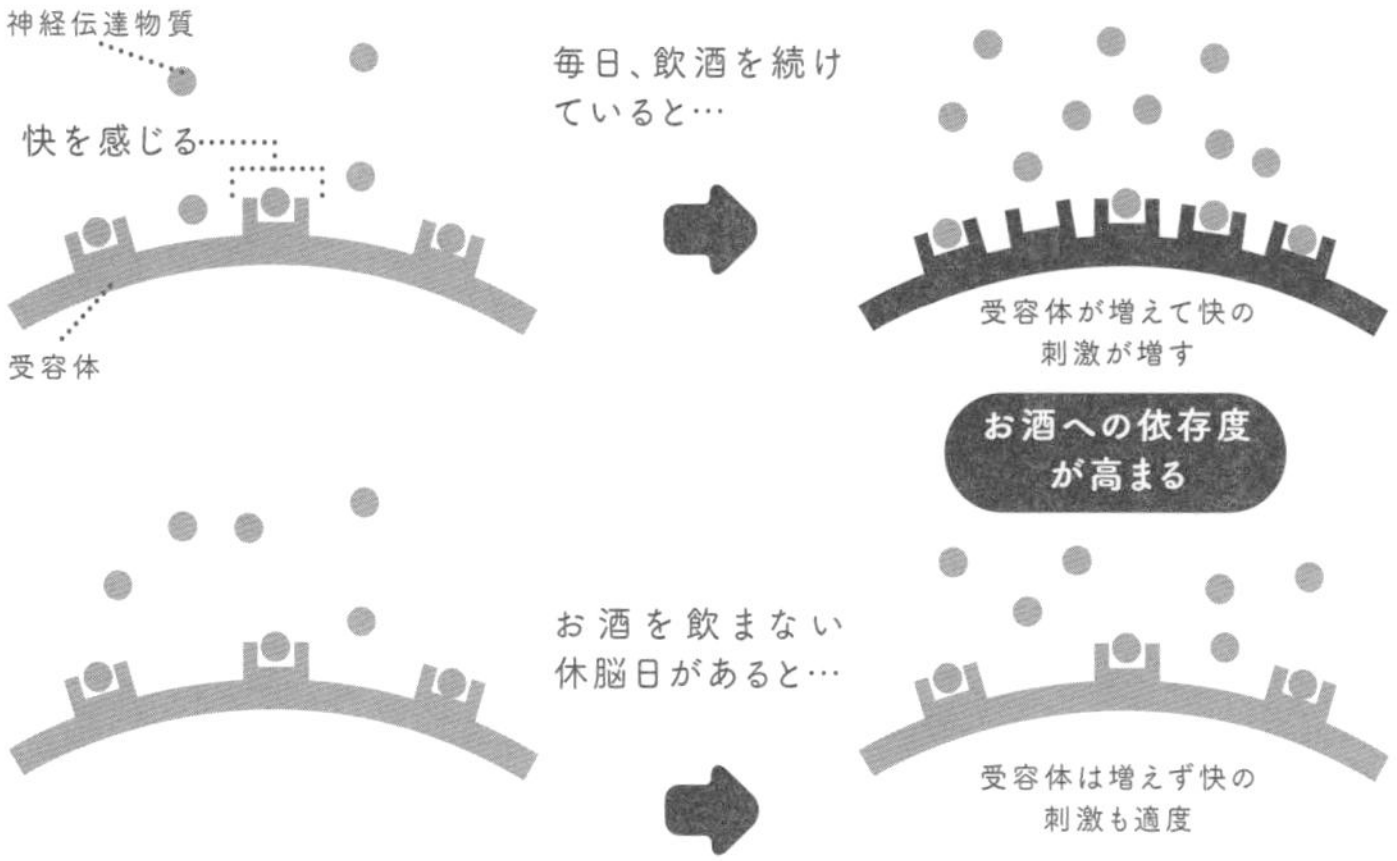
神経伝達物質
快を感じる
受容体
毎日、飲酒を続けていると…
受容体が増えて快の刺激が増す
お酒への依存度が高まる
お酒を飲まない休脳日があると…
受容体は増えず快の刺激も適度

人間もこれと同じです。お酒を飲み続けていると脳の報酬系が刺激され、ますますお酒が欲しくなります。

ですが、飲酒による刺激が途切れるとこの興奮が元に戻り、脳の報酬系は正常化します。週に1日か2日だけお酒を飲まないことで、脳への刺激をマイルドに保つことができるのです。

だから、肝臓を休ませる「休肝日」も大切ですが、お酒をおいしく飲み続けるために意識してほしいのは定期的に「脳を休ませる」こと。

大切なのは「**休脳日**」なのです。

「休脳日」でお酒に依存する回路を断ち切る

慢性的な飲酒を続けていると、図のように、「快」の状態と「不快」の状態の落差がどんどん激しくなり、飲み出したら止まらなくなるとか、苦しさから逃れるためにさらに飲むといったネガティブなサイクルから抜けられなくなります。

こうした依存の流れは、お酒を飲まない日を作ることで、断ち切ることができます。定期的に脳の報酬系の乱れを鎮めることができ、脳に回復の時間をもたらしてくれるのです。「休脳日」によって、お酒に依存する脳の回路が作られにくくなるのです。

これは、少量しか飲まない人であっても同じです。こうした「休脳日」を設けておくことで、たとえ一時的に酒量が増したとしても、リセット効果が働き、飲み過ぎを防ぐことができます。缶酎ハイなど、純アルコール量が多くて飲みやすいものにハマると、3カ月ほどでかなり依存が進んでしまうこともあるからです。

快を求めて飲酒が止まらなくなる

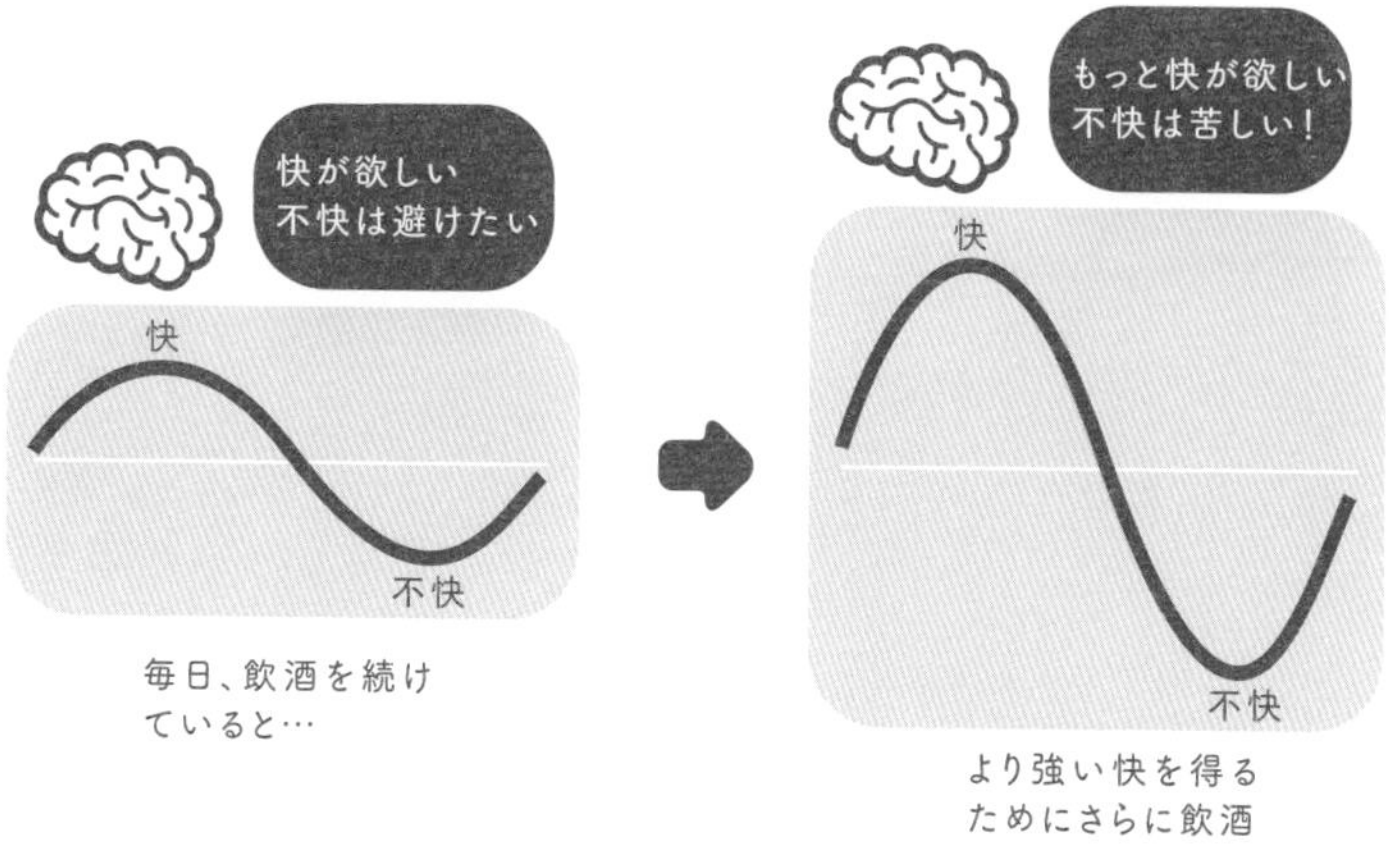

快が欲しい
不快は避けたい

もっと快が欲しい
不快は苦しい！
より強い快を得るためにさらに飲酒

週に1日か2日、脳のためにお酒をお休みする。上手に取り入れれば、お酒の総量を減らすこともできます。

「休脳日」は減酒の大切な選択肢の一つなのです。

第2章

飲み方を変えるだけで「人生の質」が激変

～毎日のお酒をちょっと減らしてみたら、こうなった～

飲み会のお誘いには必ず「イエス」。

毎日の楽しみはなんといっても晩酌。

飲酒の習慣は知らず知らずのうちに生活の習慣になり、人生を形づくっていきます。

お酒を楽しむのは結構なのですが、お酒によって起こっている暮らしの中のちょっとした不具合や健康問題に気づかずにいるとしたら、それはとてももったいないことです。

お酒が大好きな方。仕事でお酒を飲む必要のある方。

健康だけど「お酒のことをなんとかしたい」と思っている

方。とくに飲酒歴が長い方。

「もしもお酒を減らしたら、どんないいことがあるだろう？」と、ちょっと想像してみてください。

今までのように飲むことを楽しみながら、でも、飲み方を少し変えてみる。お酒をやめるのではなく、お酒を減らす。

減酒を生活に取り入れるだけで、仕事もプライベートも劇的にうまく回りだすとしたらどうでしょう。

本章では、お酒を減らすことで起こる19のメリットを紹介していきます。

減酒のメリット その1

めんどくさいがなくなる

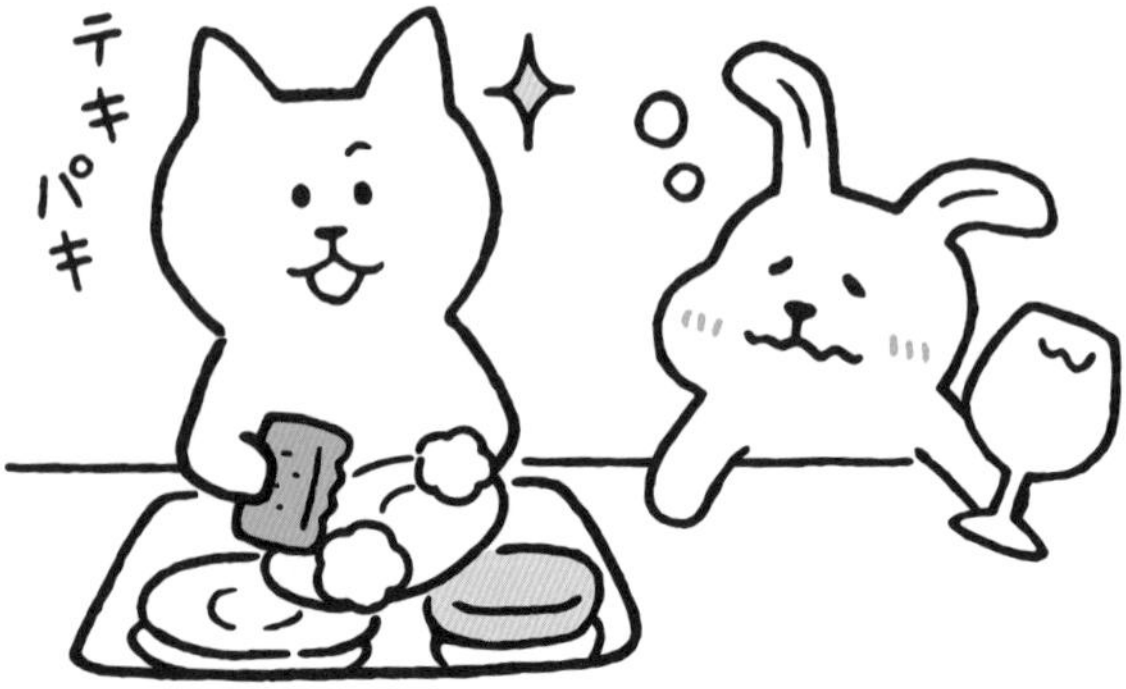

「飲むと、いろんなことがついつい後回しになる」。たとえば、家族旅行のネット予約。書類書きや御礼状などの雑務、今日こそは絶対にと思っていても、やっぱり**「もう明日でいいや」**となってしまう。

飲むとわき起こるこの「めんどくさい」という思い。もちろん、平日仕事で疲れて帰宅した後は、仕方がない面もあるでしょう。ひと口飲めば気分もフワッと軽く「いい感じ」。ところが飲み進むほどに、わがままになり、気がつけば、今日もなんにもしたくない。本来、暮らしを彩る潤滑油のはずのお酒のせいで、生活が荒れていくのは、本末転倒ですよね。

こうしたことは、ちょっとした飲み過ぎない工夫で、どんどん減らしていけます。「めんどくさい」がなくなり、やれること・やりたいことが増えて、日常生活がスムースに回るようになります。

「ダラダラ過ごしてしまう自分が情けない」というネガティブな思いや、「やることがたまってる！」というイライラからも解放されます。

減酒のメリット その2

頭が冴える

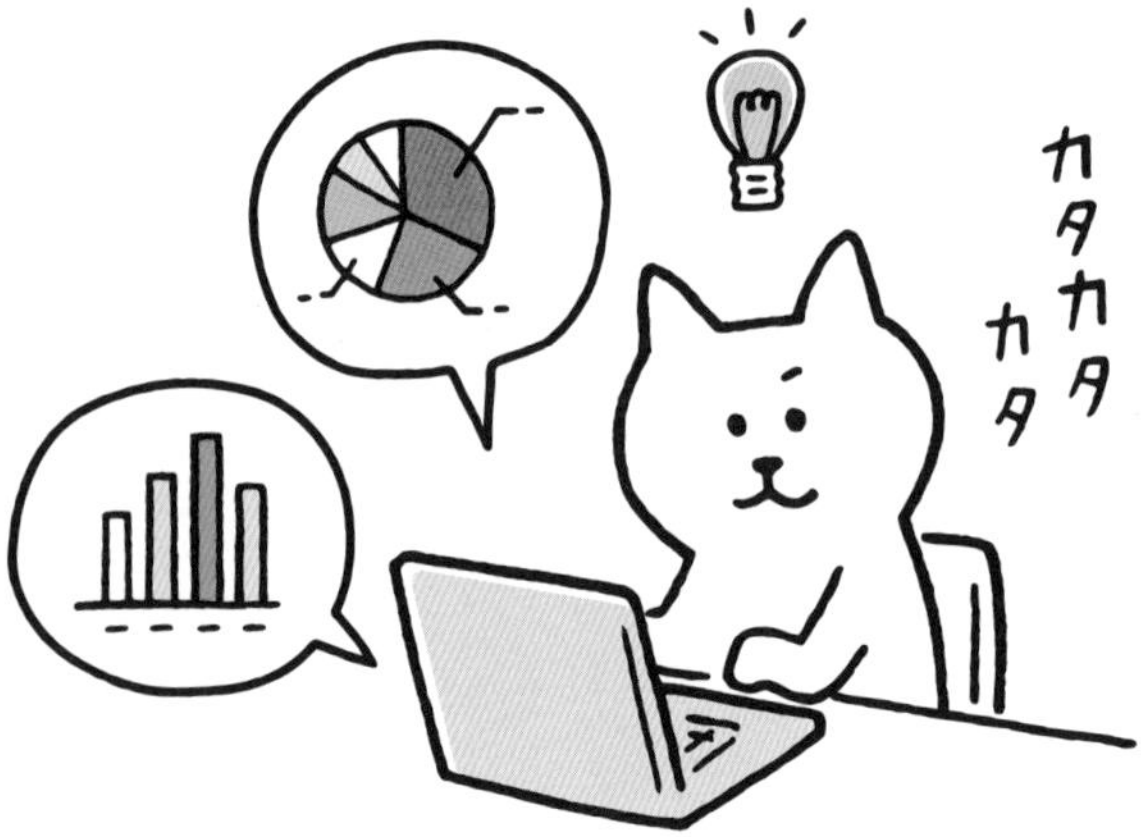

朝からぼんやりしていて、データ検索、資料読み、タスクの確認など、すべての作業が遅い。明日のプレゼン準備がぜんぜん終わっていないのに、何から手をつければいいのかわからずデスクでフリーズしている。

これが日常だと、本当に困ります。

「飲んだお酒は夜の間に消えて、朝にはしらふになっている」と勘違いされていますが、飲む量が多かったり、飲み始める時間が遅くしかも深夜まで飲んでいたり、最後に濃いお酒をグイッとやったりすると、アルコールは分解されずに残ります。

こうした飲み方が習慣づいている場合、**まだ酔っていることに気づかない**まま仕事や家事に臨もうとがんばっても、頭はちゃんと働いてくれないのです。

お酒を減らせば、頭の中がスッキリし、しらふで考えられる時間が増えます。集中力や思考力が研ぎ澄まされてくるので、アイデアが次々とわき、作業スピードもアップします。頭の中がゴミだらけでノロノロ運転の、もっさりした自分にサヨナラできます。

減酒のメリット その3

いつも体調が良い

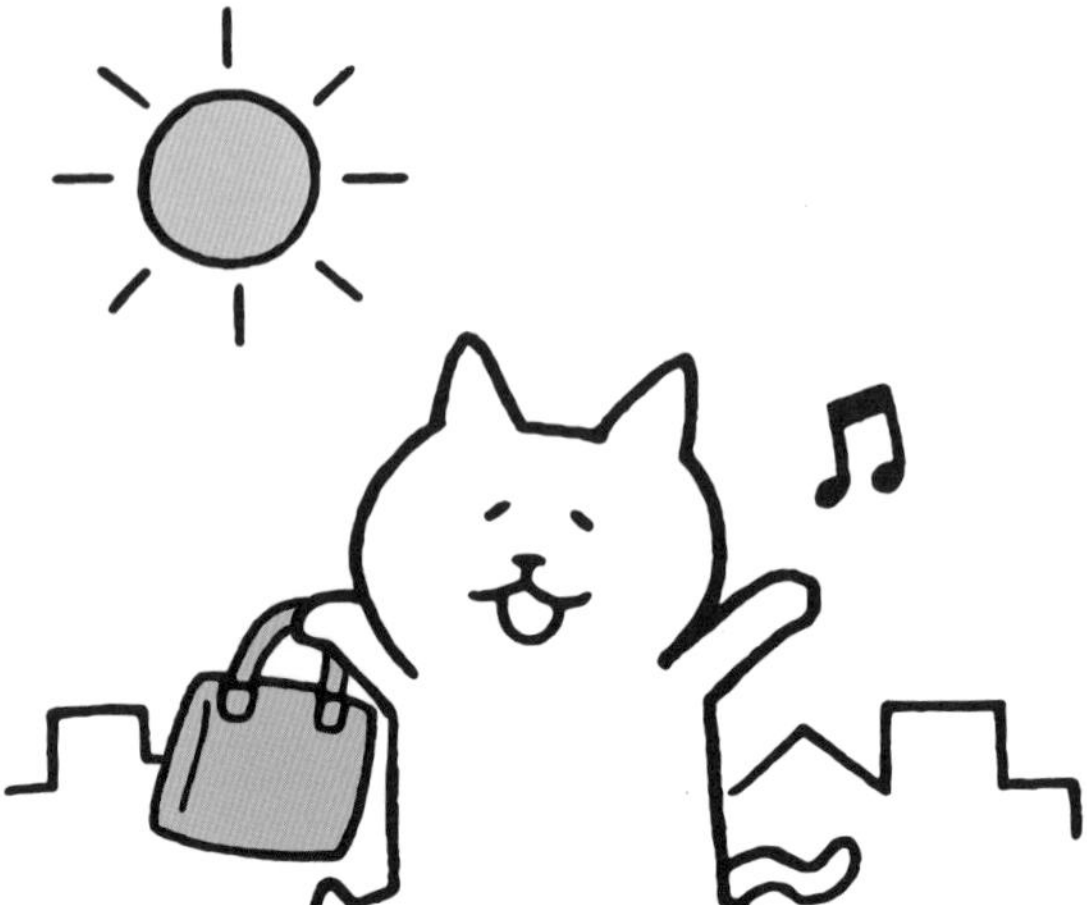

お酒好きな人が、たまたまいつもより飲む量が少なかった翌朝、「あれ？　今朝はなんか体調がいい」と感じることがあります。私の外来の患者さんによると、そういう日は目覚めが良く、朝から元気で、心身ともにフットワーク良好。「**ちょっとお酒が減ると、こんなに違うんだ**」と実感できるといいます。

たくさんお酒を飲む習慣があると、飲んだ翌朝に頭痛、吐き気、下痢、だるさ……、いわゆる二日酔いはつきものです。ひどいと午前は出社できない、大事なアポをキャンセルなど、仕事にも大きな支障が出てしまいます。

そこまでひどくなくても、二日酔いには特に対処法というのがないので、「まあ、お酒ってそういうもん」と思って、不調をやり過ごすのが当たり前になってしまっている人もいます。

お酒を減らすと、そんなこともなくなり「最近、体調がいい！」と実感できる日が増えます。毎日をいつもベストな体調で送ることができるようになります。1年後の健康診断の結果が良くなっているというご褒美も、期待できるかもしれません。

最高の体調は、お酒のコントロールしだいで作っていけるのです。

減酒のメリット　その4

手持ちの時間が増える

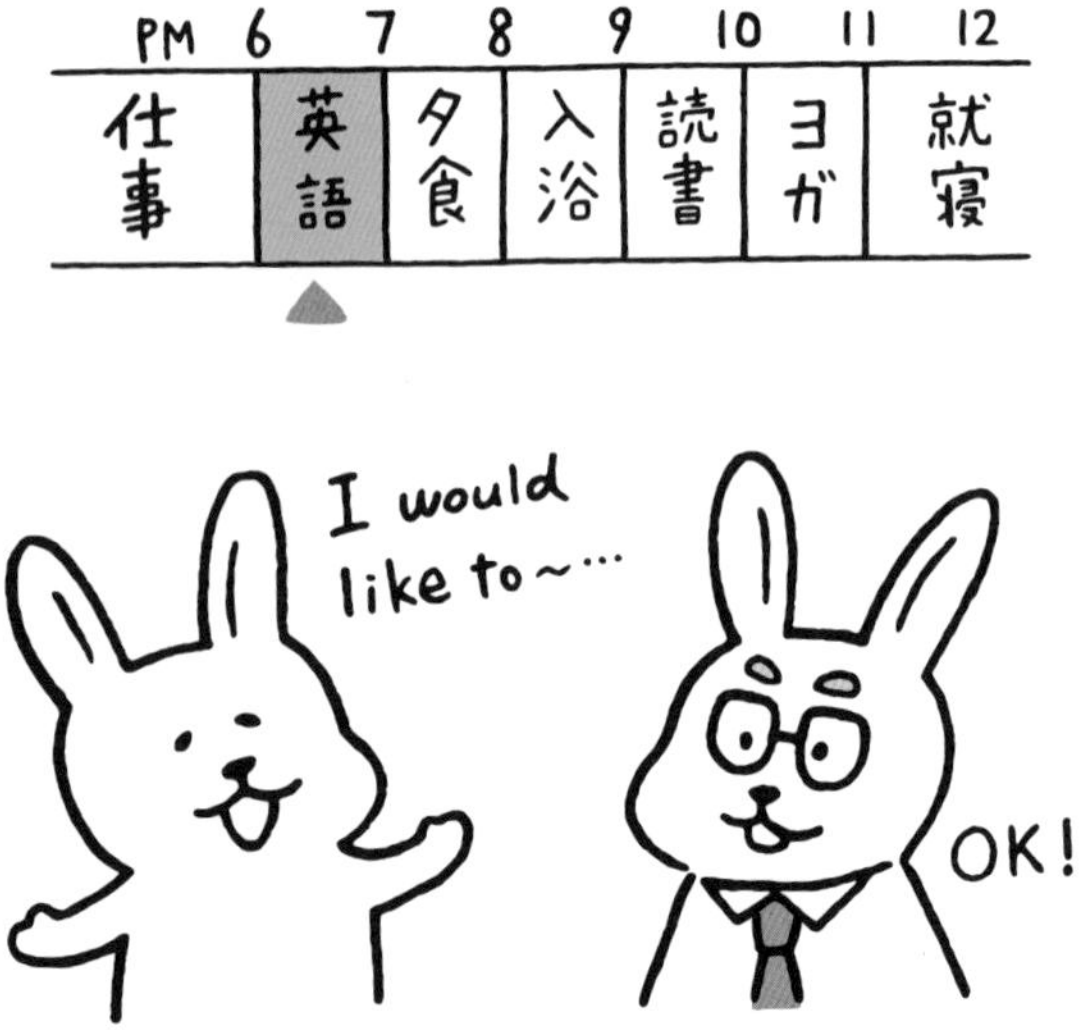

お酒の席は、楽しい時間だからこそあっという間に過ぎていきます。プライベートの飲み会だけでなく仕事の酒席でも、おもしろい人に出会えたり、貴重な情報を得られるなどワクワク感があります。家飲み派の人にとっても、一人のんびりリラックスできる大切な時間でしょう。

ですが、「酔っ払ってくると最後のほうはもう惰性で、何を飲んでいるのかすら覚えていない」という声もよく聞きます。一度飲み始めたらやめたくない。だからと言って、ただただお酒を飲んで時を過ごしていたら、大切な自分の時間が〝溶けるように〟なくなっていきます。**「なぜだかいつも時間に追われている」「毎日があっという間に過ぎる」**。そんな虚しい日々は、お酒との付き合い方しだいで変わります。

平日夜は飲んで終わり。二日酔いで翌日の午前中はボーっとしている。酒席の失態のリカバリーに半日費やす。週末の飲み疲れで土日はゴロゴロ。お酒を減らすと、こうした時間が自然に減っていきます。そして、一日の中でしらふの時間が増え、結果的に手持ちの時間が増えるのです。

減酒のメリット

その

5

楽しい経験がどんどん増える

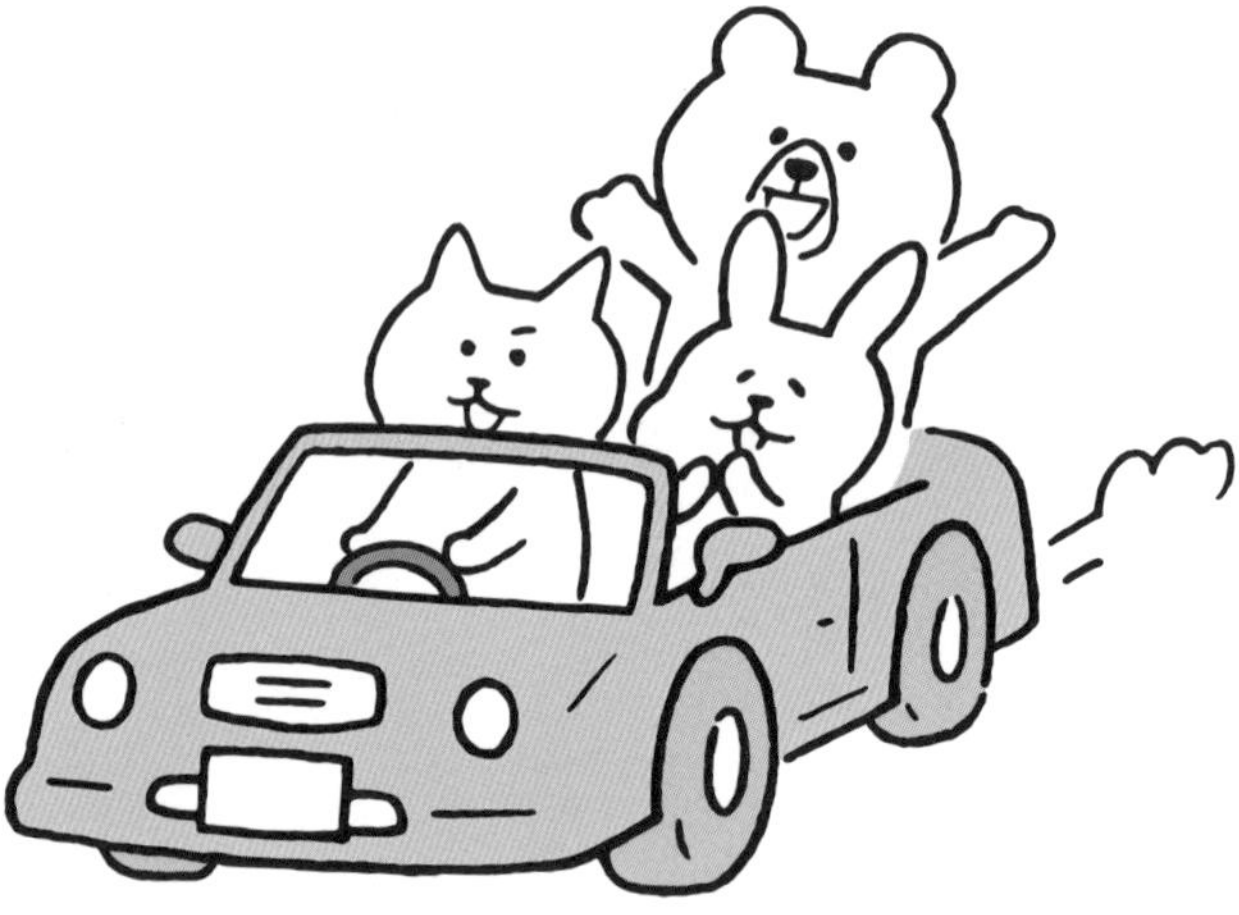

お酒を減らして手持ちの時間が増えると、毎日の時間の使い方もおのずと変わります。40代のある患者さんは、減酒したことで、「飲み」以外の楽しみに目が向くようになりました。

その方はもともと車が好きで、20代の頃は愛車でよくドライブしていたそうです。でも、お酒の量が増えるにつれ、運転の機会は減り、ドライブの楽しさも忘れてしまっていました。

ところが、お酒を飲まずに帰宅した夜、ふと「ドライブしよう」と思い立ったそうです。好きな音楽をかけて、一人で気の向くままにハンドルを握り、高速を走らせていると、自分の世界が広がったように感じたと言っていました。

「友人と会う」＝「飲みに行く」だけになっている。本当はやりたいことがたくさんあるはずなのに、お酒を最優先しているためにできなくなっている。それはとてももったいないことです。平日夜の映画鑑賞や観劇、休日のハイキング、日帰り旅行。お酒を飲む以外の選択肢が増えると、人生の楽しみ方も倍増します。

減酒のメリット その6

筋トレ・ランニング、自由自在

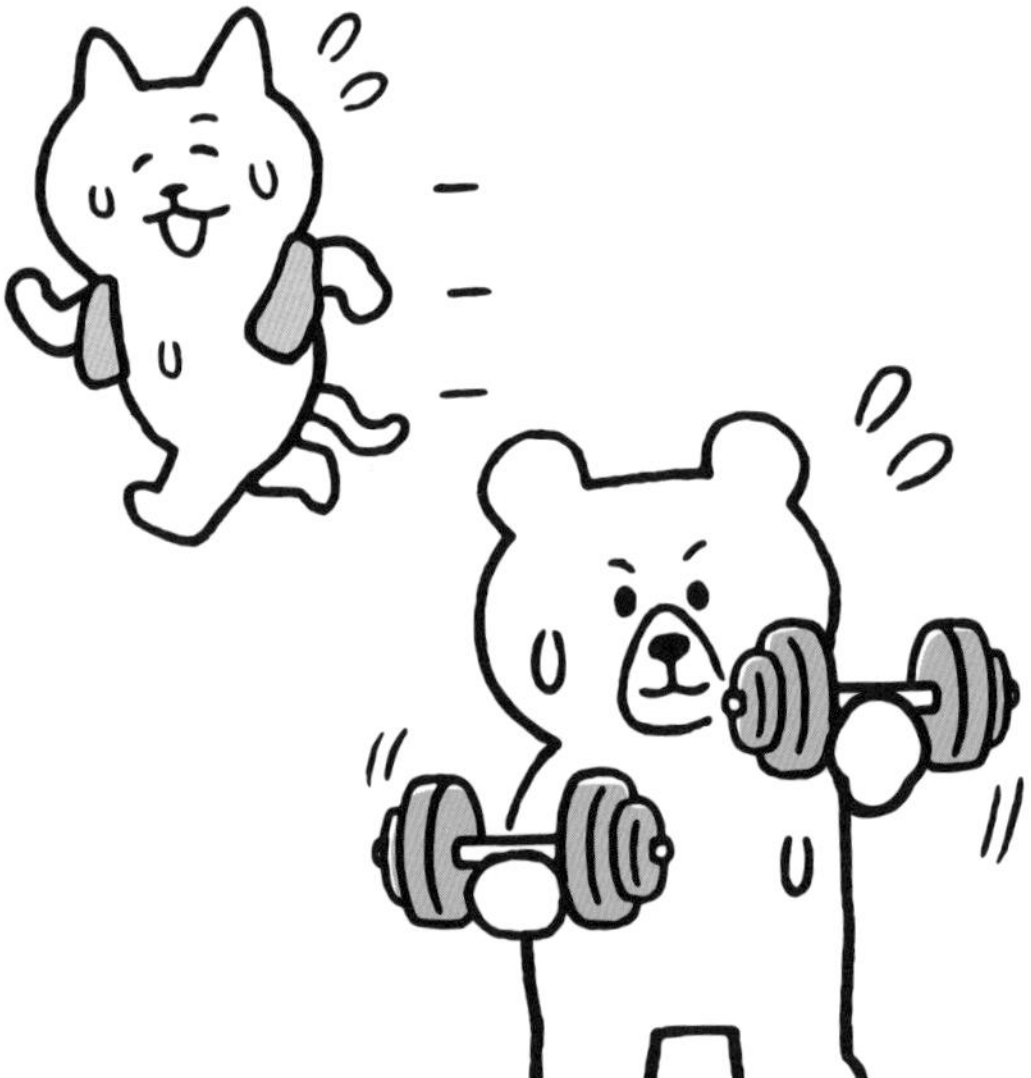

「今日こそ、夕方ジムに行って筋トレ！」「毎週土日は、ランニング5キロ‼」

週に何回か、運動している人もいらっしゃるでしょう。でも、その時間になるとつい飲んでしまって、「やっぱり明日」になってしまう。

ご存じだとは思いますが、飲酒後のスポーツは非常に危険です。ビール1缶なら、飲んで4～5時間でアルコールは分解できると言われていますが、これにも個人差があります。基本的に、**飲酒してしまったら、その日の運動はナシ**です。

こんなときも、お酒の量や回数を減らす、もしくは飲むタイミングをうまくコントロールできれば、思う存分体を動かすことができます。

筋トレやランニングに限らずですが、体を動かすことは、健康のためだけでなく、ストレス解消や、美容、ダイエットなどにも効果があり、できれば習慣にすることをおすすめします。

思いっきり運動して、その後大好きなお酒も楽しめれば、毎日最高の気分ですよね。その際には、水分補給をお忘れなく！　なお筋トレの効果は直後の飲酒で減少するという報告もあるのでノンアルコール飲料の活用も検討してみてください。

減酒のメリット

その

7

人間関係の失敗がなくなる

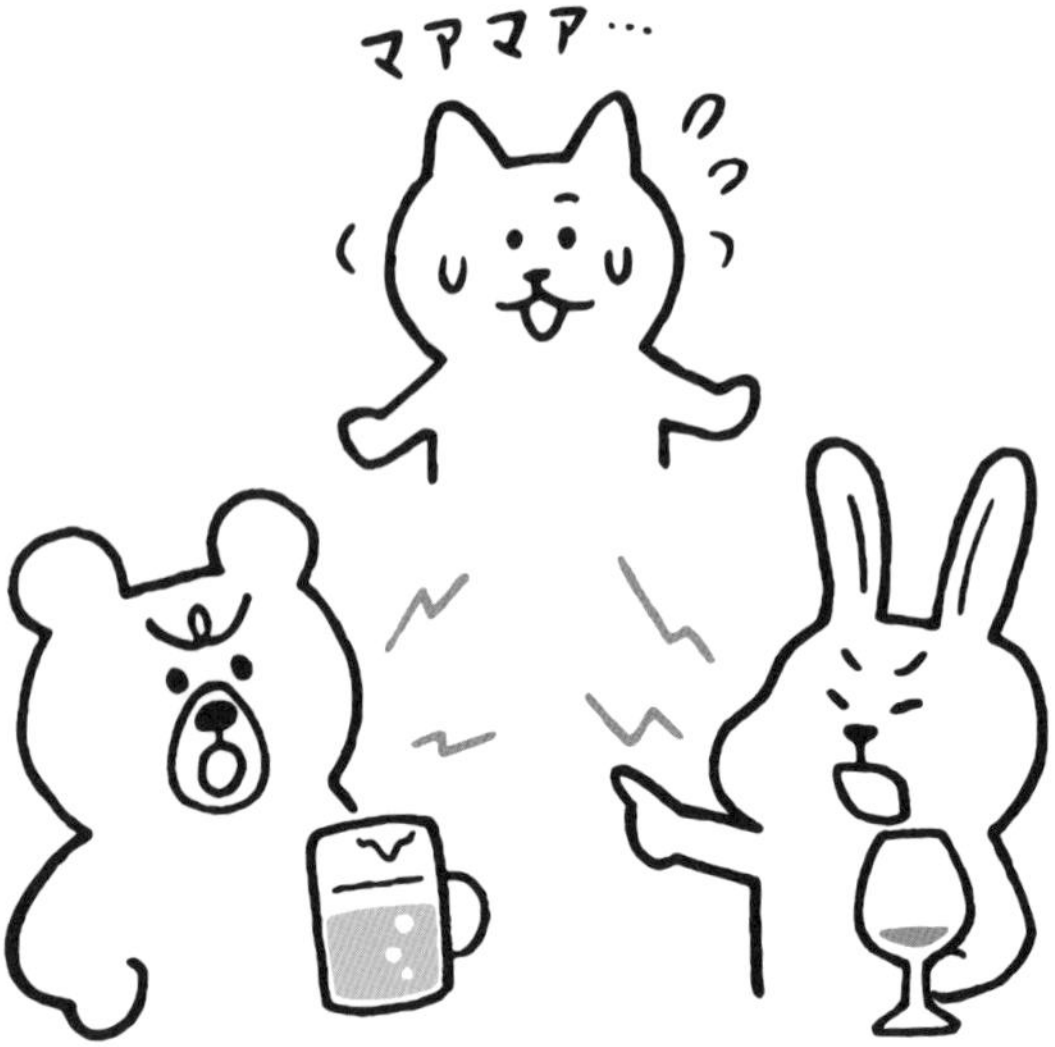

プライベートでも仕事でも、お酒の場は楽しいものです。ただ、ハメをはずして酒量が増すと、**思わぬ失言、失態につながる**こともあります。

いつもは楽しく感じよく飲んでいるのに、飲み過ぎて気が大きくなり、相手に失礼な言動を取ってしまった。悪口や愚痴、暴言、自分語りの暴走で周囲を困らせてしまった。

後輩や部下、場合によってはクライアントに同じ話を繰り返し、しつこく絡んだりして信頼が揺らいだ。最近は、酔った勢いでのＳＮＳへの書き込みで後悔する方も増えています。

お酒によって、理性の働きに関係する、脳の外側の大脳皮質が影響を受けると、それまで抑えていたものがはずれてしまいます。それが、お酒の場の失敗につながるのです。

誰もが多少は身に覚えがあると思いますが、飲み過ぎを防ぐ手立てを心得ておけば、お酒で人間関係の失敗をすることはなくなるでしょう。減酒が、お酒の場を今よりもっと楽しい時間・空間に変えてくれます。

減酒のメリット その8

粗相などのトラブルがない

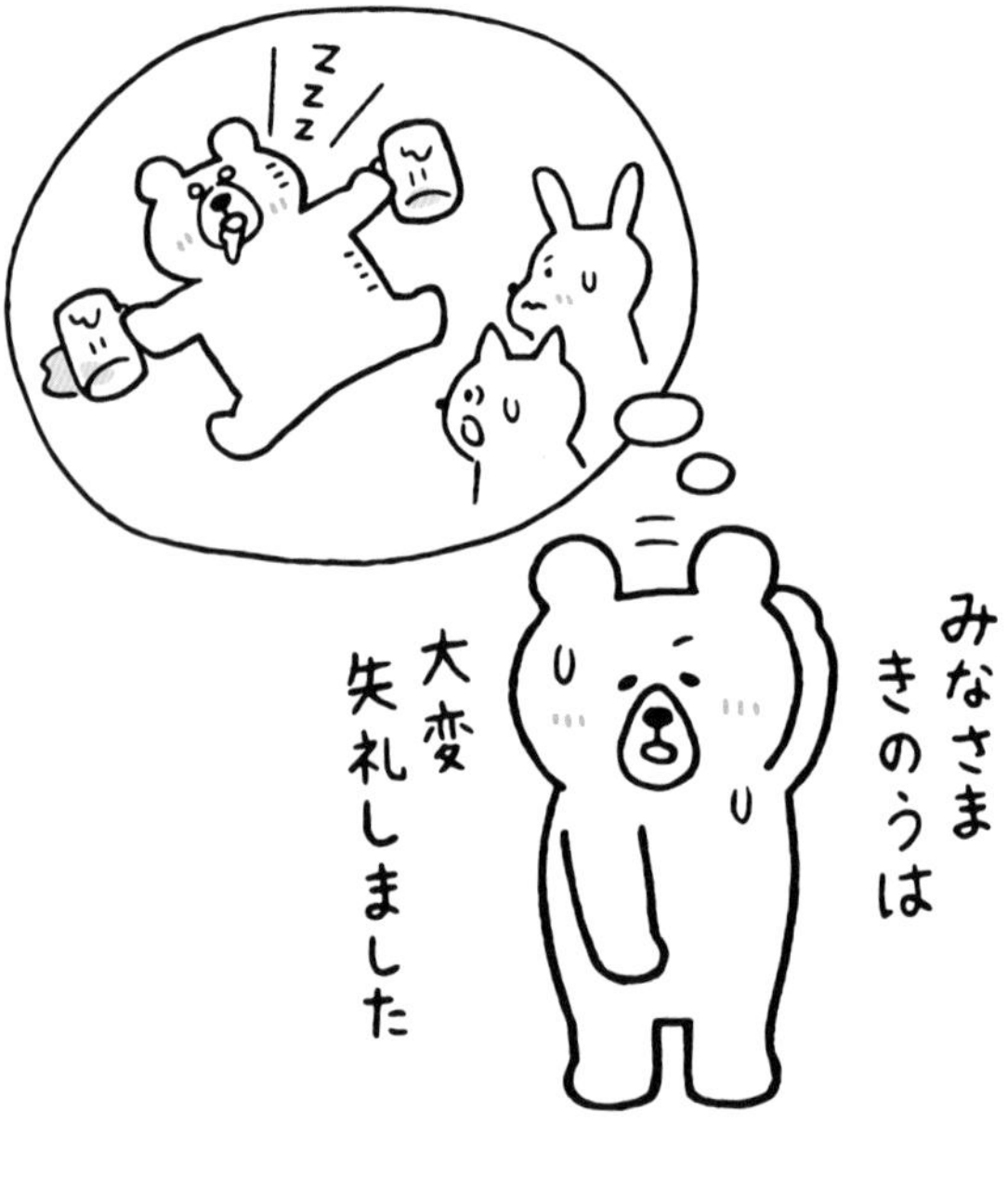

飲んで帰宅する電車やタクシーの中でしだいに気持ち悪くなり、家の玄関にたどり着くその直前、間に合わずに門前で吐いてしまった……！　翌朝、誰にも見つからないようこっそりと掃除するときの、なんとも情けない気持ち。

もうあんなに飲まないぞと心に誓っても、また同じような「失態」をしてしまう。「もういい大人なのに、自分は人として大丈夫か？」。お酒を減らせば、そんな落ち込みとも無縁になれます。

飲み会の場での失態にもいろいろあります。トイレへ駆け込もうとしたものの間に合わず粗相をしてしまった。吐く、漏らす、昏睡。飲むと脱ぎ始めて周囲を困らせる。そうした**人間としての尊厳を失う恥ずかしい失態**は、避けたいですよね。その場にいる誰かが介抱してくれて、場を収めてフォローしてくれていることも、忘れてはいけません。

お酒の場の失態は、飲み過ぎない工夫を知っていれば防げます。適量飲酒は、楽しく、安心・安全な飲酒の基本と言えます。

減酒のメリット その9

事故や大ケガを避ける

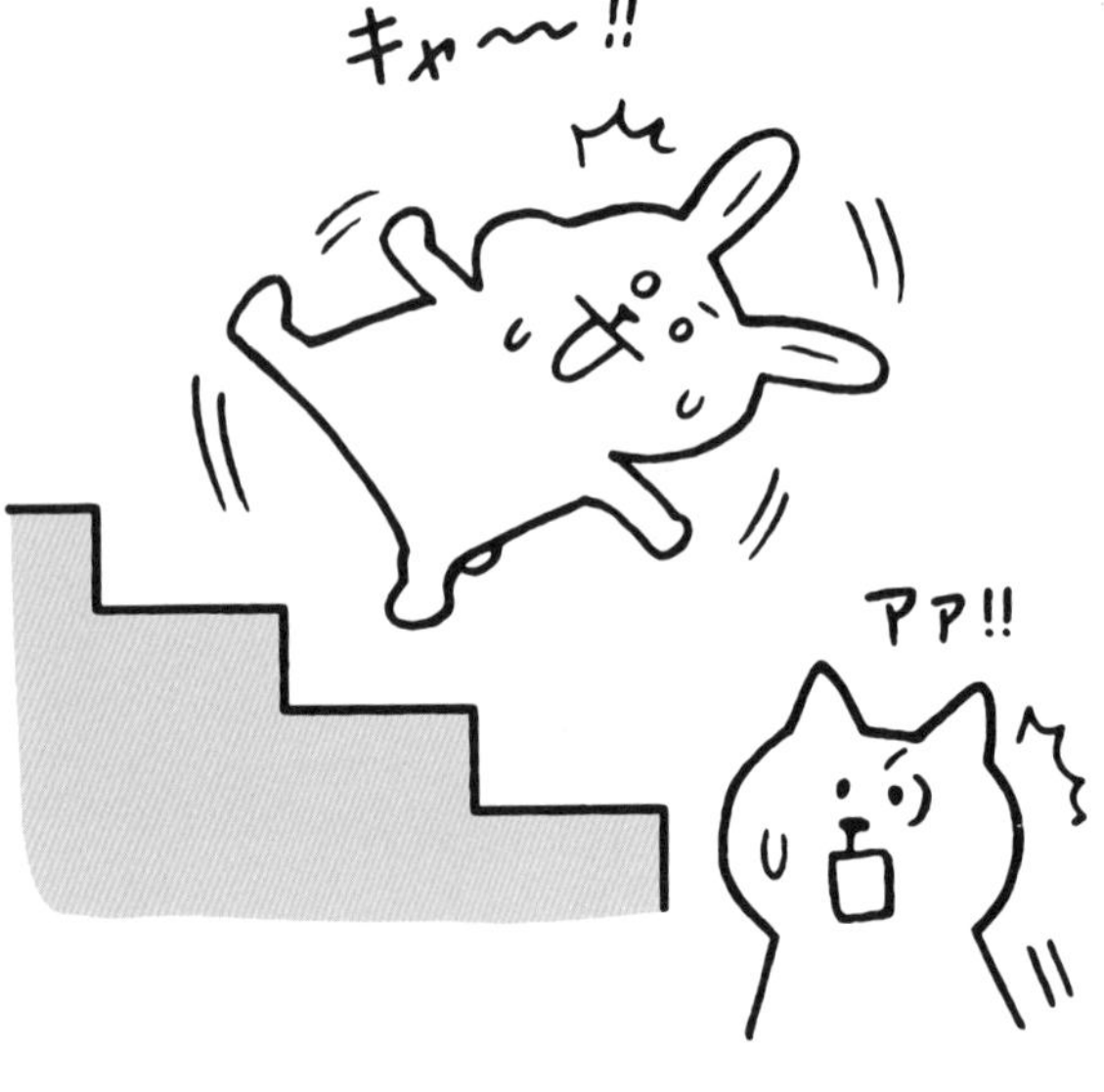

飲んだ翌朝、身に覚えのない傷やアザがある。昨日着ていたシャツに少し血がついている。「ゆうべどこかで転んじゃったのかな？」。無事だからよかったものの、実は、お酒を飲んで事故やケガに遭う人は意外と多くいます。あまり知られていませんが、**飲酒による死因の第1位は、事故やケガ**なのです。

ある人は、酔った帰りに道で倒れ、あごを打って骨にひびが入りました。たびたびこうしたケガをするようになり、若い頃からの大酒飲みを返上。40代半ばからお酒の量を抑えるようになったといいます。

またある人は、晩酌中にお皿を持って移動していてつまずき、その破片が動脈に刺さって出血多量。幸いなことに、帰宅した家族がすぐ発見したので、ドクターヘリで運ばれ一命をとりとめましたが、死に至る可能性もある大ケガでした。

あってはならないことですが、万一、お酒が残っていれば、車を運転していて大惨事ということも考えられます。これまでヒヤリとした経験がある方も、おられるかもしれません。お酒を減らすことで事故やケガのリスクを抑えることは、ずっとお酒を楽しく飲み続ける秘訣と言えます。

減酒のメリット その10

犯罪などのトラブルを避ける

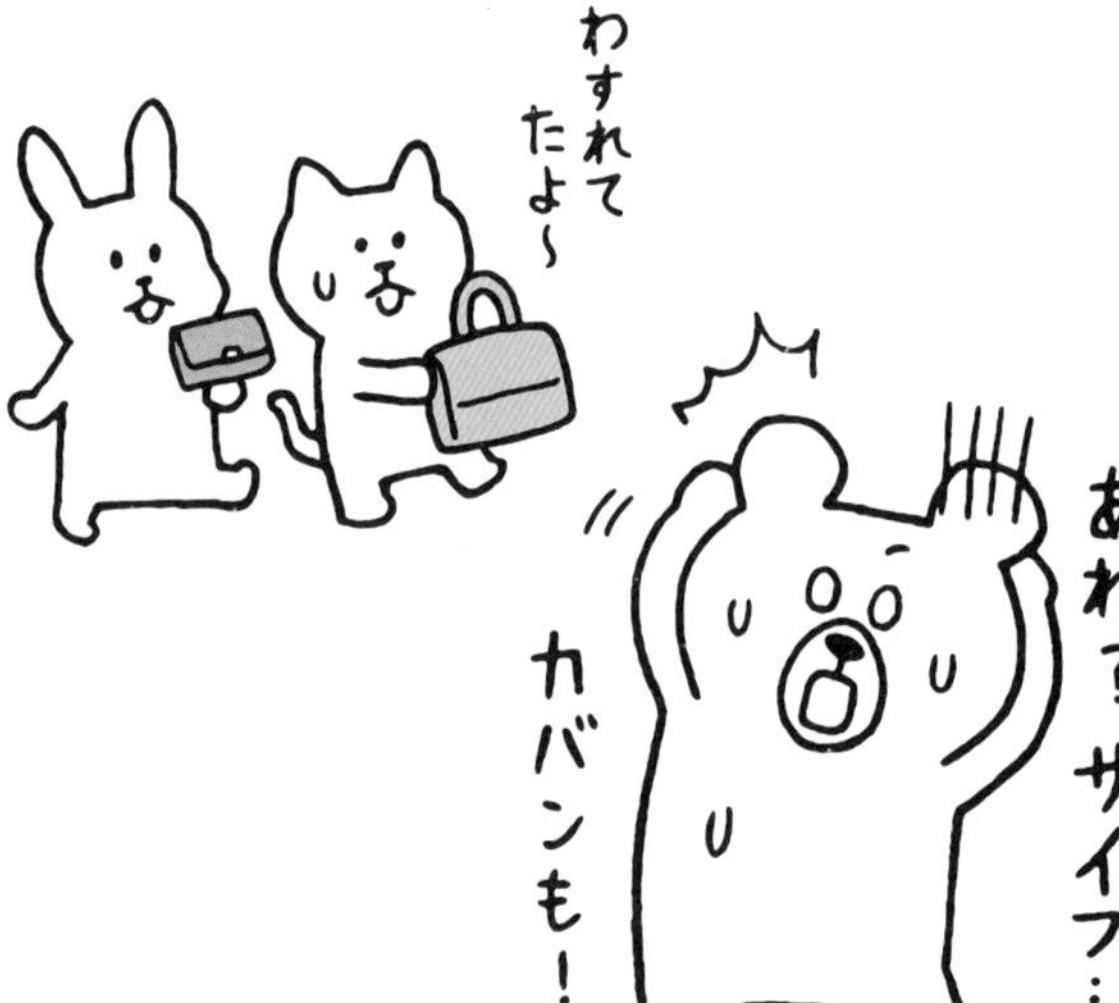

「酔って記憶をなくす」というのは、お酒好きの〝あるある〟かもしれません。外来の患者さんから聞いた印象的なエピソードをいくつか挙げると、「鞄ごとなくして全部出てこない」「気づいたら国道の道端に寝ていた」「どうやって帰ったのか記憶がないが、近所の知らない家の庭で寝ていた」。

どれも、しらふ状態では起こりがたいことですよね……？

お酒を飲み過ぎると、財布やスマホを置き忘れたり、店でぼったくられたりするようなトラブルも起こりやすくなります。

無事に解決できることなら「またやっちゃったよ」ですむかもしれませんが、**取り返しのつかない事態**に発展することも考えられます。さきに挙げたエピソードのようなケースは、犯罪に巻き込まれたり、警察に通報されたり、性被害に遭う可能性も考えられるのです。

トラブルに見舞われると誰でも落ち込みます。心理的にも物理的にもダメージが大きく、リカバリーに時間と労力を要します。でも、お酒の飲み過ぎにさえ気をつけていれば、多くのことが未然に防げるのです。

減酒のメリット その11

睡眠の質が上がる

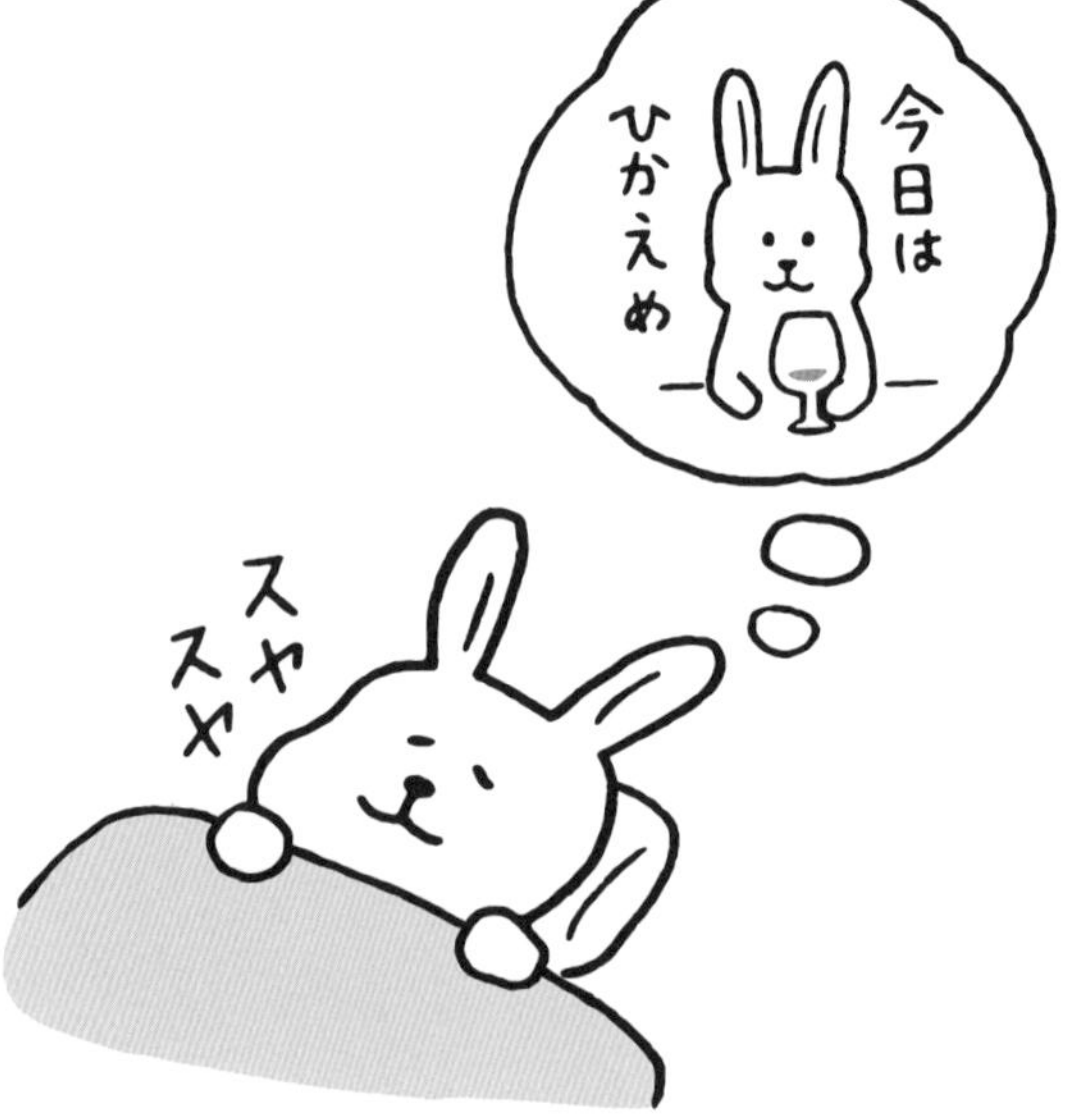

お酒を減らすと、よく眠れるようになります。夜中に何度もトイレに起きたり、すごいいびきをかいてパートナーを困らせたり、悪い夢にうなされて寝言を発するようなことも少なくなるのです。

適量のお酒には、眠りへといざなってくれるメリットがあります。でも、飲み過ぎたり、それが習慣化されたりすると、睡眠が浅くなり、睡眠中に今挙げたようなことが起こります。長い目で見ると、あまりおすすめできる飲み方とは言えません。

よく「**人生の3分の1は睡眠**」と言われます。仕事のパフォーマンスを上げて、生活を充実させるために欠かせないのが睡眠。ただ単にたくさん眠ることが大切なのではなく、「睡眠の質」が重要なのだということを、すでに多くの方がご存じでしょう。睡眠中の脳と体を十分に休息させ、睡眠の質を上げていくには、お酒を見直すのが近道です。

しっかり眠って、スッキリ目覚め、毎日を元気に過ごす。そのサイクルの中に、「お酒を減らす習慣」を加えれば、人生の質を高めていけます。

減酒のメリット その 12

やせる

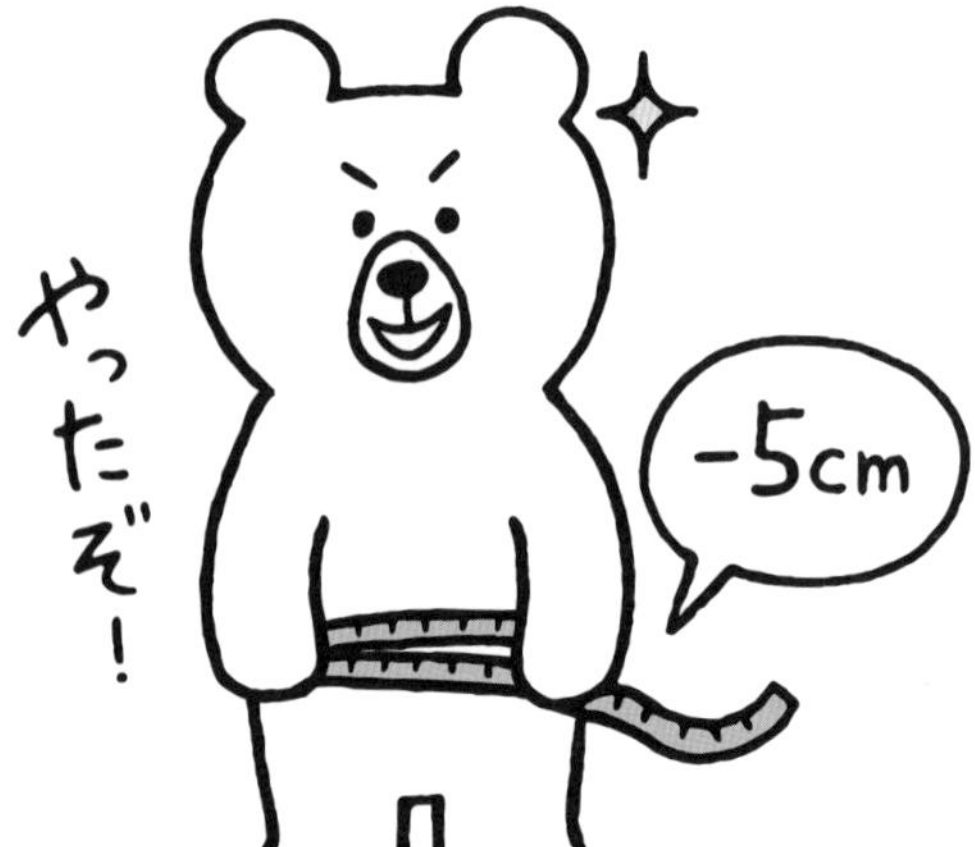

体重が年々増えていく。お腹まわりが急に太くなった気がする。心の底では、「それは飲み過ぎのせい」とわかっているけど、飲むのをやめられない。アルコールには、ダイエットの悩みがつきものです。

飲酒が体重増加を招きやすいのは、アルコールが体内で中性脂肪の原料である脂肪酸の働きを高めるからです。それに、お酒を飲むときは、唐揚げやフライドポテトなど高カロリーメニューをおつまみに選びがち。アルコールのカロリーと相まって、**脂肪が体内に蓄積されていきます。**

さらに、シメのラーメンやご飯系のおいしいことといったらありませんよね。最近は、パフェやパンケーキなどスイーツのシメもメジャーになった感があります。こんなふうに、いろいろと誘惑の多いお酒の場。酔うとリミッターが外れて食べ過ぎてしまえば、肥満への道をまっしぐらです。

飲酒の回数を減らす、もしくは、お酒の量を減らして暴飲暴食の機会がなくなれば、それだけでも体重を抑えることができます。平日の飲酒をお休みしただけで、数キロ程度落としたという方もおられるようです。

減酒のメリット その13

お肌がキレイになる

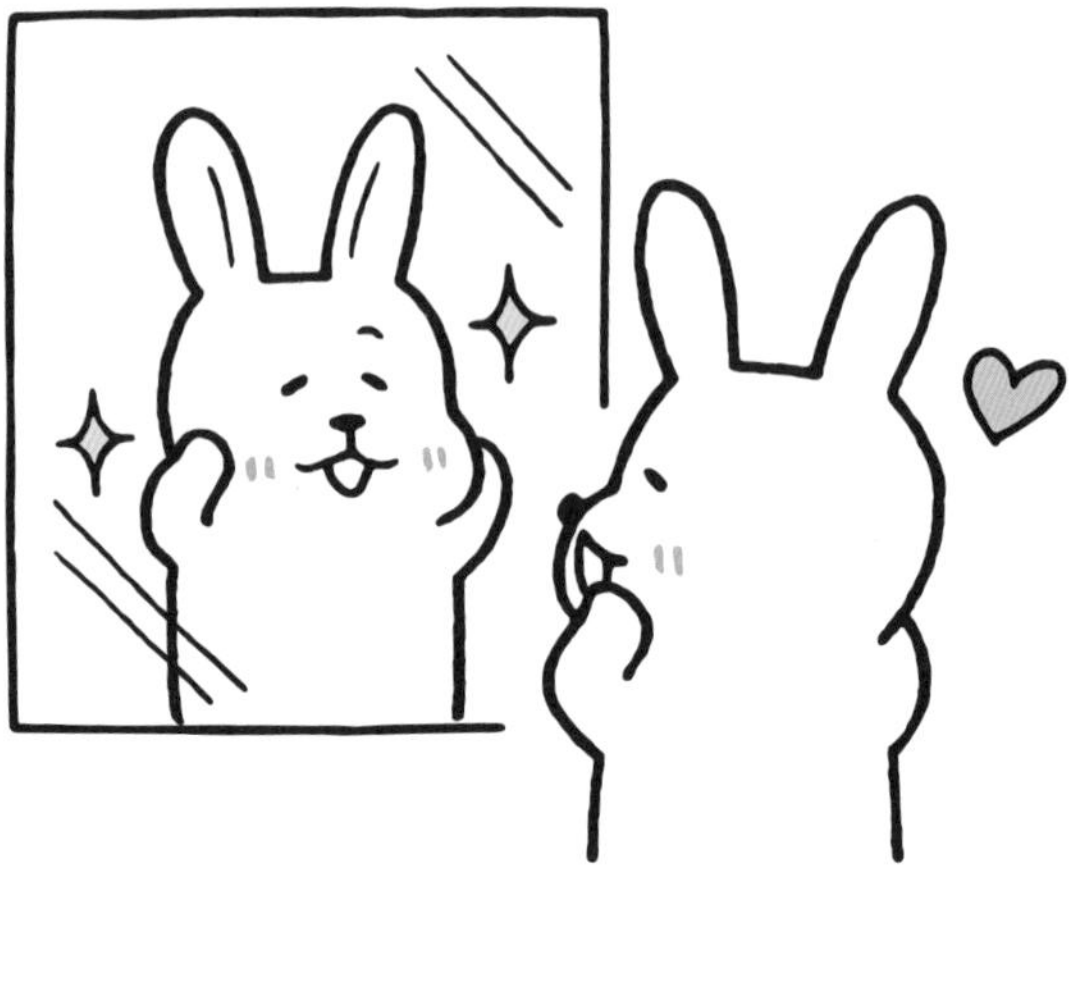

お酒を飲み過ぎている人が多くかかっている診療科は、何科だと思いますか？意外かもしれませんが、それは皮膚科なんです。

お酒を飲む人によく見られるのが、ニキビ、脂漏性皮膚炎といった皮膚トラブル。**飲酒量が多くなればなるほど、症状が悪化する**ことがわかっています。肌の乾燥、むくみ、たるみ、シミ、シワといった肌の悩みも、飲酒によって老化物質が作られ、それが蓄積されることで起こるのです。

飲んだ翌朝、鏡を見ると、血色が悪く、やつれている。化粧のノリが最悪。そんな日に限って急に重要な打ち合わせやアポが入り、飲み過ぎを後悔してももう後の祭りです。

最近は、男女問わずスキンケアへの関心が高まっています。肌ツヤがいいと、自分自身がポジティブになれるだけでなく、相手に与える印象も変わるメリットを多くの方が実感しているからでしょう。

お酒を減らせば、肌の悩みが解消するうえ、若さが保てます。アンチエイジングに関心がある人はぜひ、並行して減酒にも取り組んでいきましょう。

Masato Akazawa et al. "Prevalence of problematic drinking among outpatients attending general hospitals in Tokyo" *Nihon Arukoru Yakubutsu Igakkai Zasshi* 48(5):300-13, 2013

減酒のメリット その14

お金がたまる

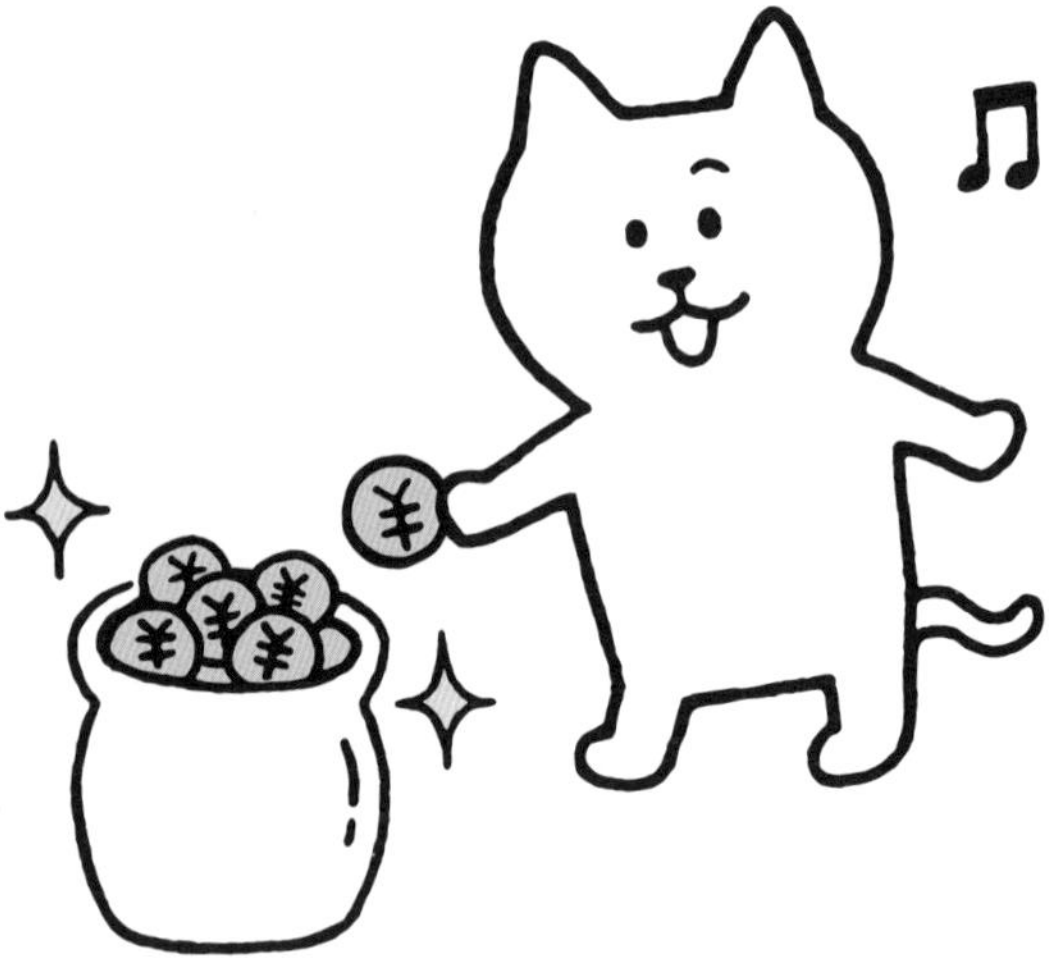

お酒を楽しく飲んでいて、気づいたら「もう電車がない！」。

外飲みでうっかりすると、深夜タクシー代など出費がかさむことになります。車の代行サービス代もバカになりませんし、待たされる時間が長いこともあり何かと無駄が生じます。

飲みに出かけて、勢いでつい高いお酒に手を出せば、これまた出費増大ですし、たとえ堅実に家飲みだとしても、もちろんそのたびに酒代がかかります。

たとえば、家飲み派の人が、毎日缶ビール350mlを2本と焼酎水割り1杯を飲んでいる場合の酒代は、概算で1日当たり540円です。1年間では、19万7100円。約20万円ですが、缶ビールを1本（200円）減らせば、年間7万3000円も節約できます。

飲酒は、経済的な問題と深く関わっています。**「なぜかいつも金欠」**という残念な状態は、飲酒習慣を見直すことで改善される可能性があります。お酒を減らせば、お金がたまるのです。「たまったお金を何に使おうか？」と考えることで、新しい生活のスタイルを作っていけます。

減酒のメリット その15

生活習慣病のリスクが下がる

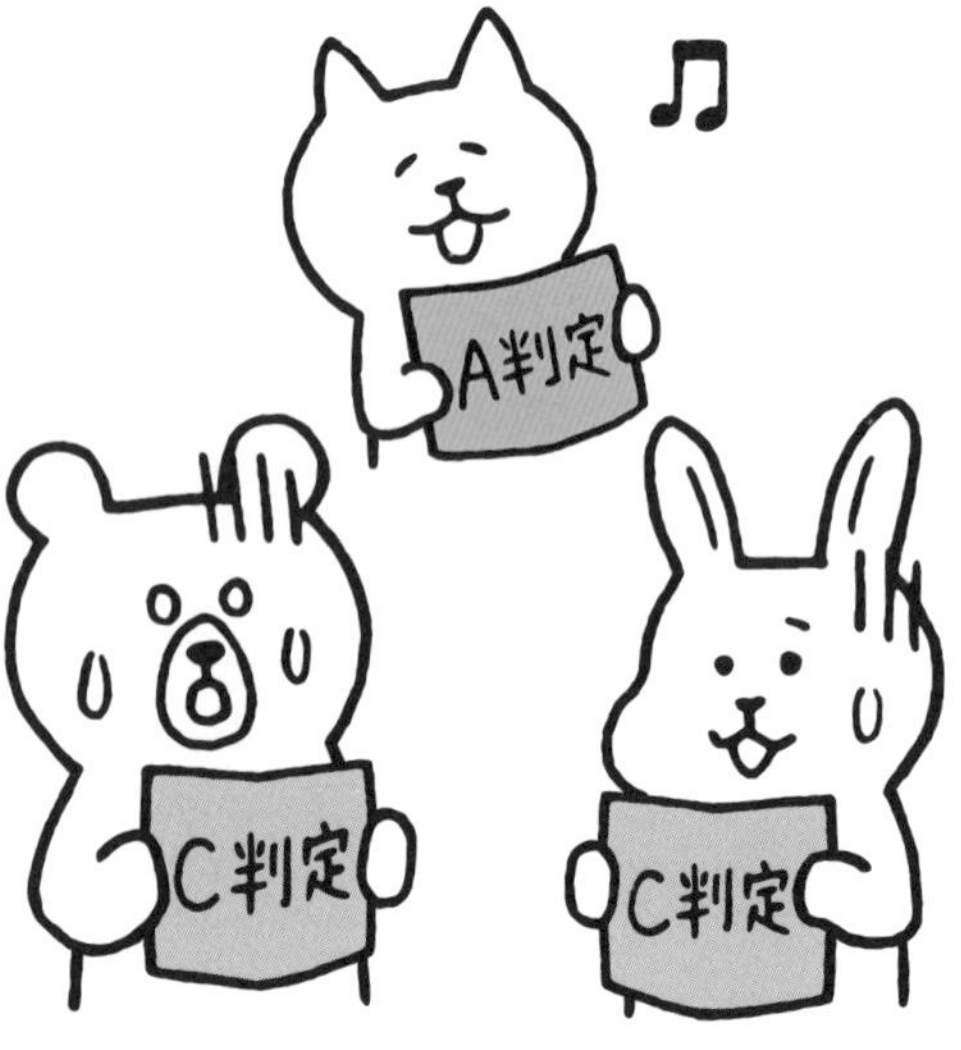

20代とは違って、30代、40代以降になると、お酒の席で不健康話に花が咲くことがあります。「こないだの健康診断で○○が引っかかった」「毎日、血圧を測れと医者に言われちゃったよ」。「**俺も俺も**」「**私も私も**」と、どれだけ「良くないか」を自慢し合うようなこと、よくあると思います。

お酒を飲み続けている多くの方が、実はとても気にしているのが健康状態。とくに、生活習慣病のリスクではないでしょうか。

飲酒によって引き起こされる疾患としてよく知られているのは、肝臓の障害ですが、心血管系、胃腸系、脳神経系など、さまざまな部位に影響を及ぼします。体へのダメージを考えると、アルコールはゼロがいいに決まっていますが、お酒を少し控えるだけでも、健康を損ねる可能性は低くなります。

健康診断の数値でいえば、血圧、脂質（中性脂肪やコレステロール）、肝機能（γ－GTP）などが基準値内に収まるような状態を保ちやすくなるのです。

健康診断の前日だけ飲酒を控える一夜漬けではなく、飲酒習慣の改善から、生活習慣病のリスクを下げていきましょう。

減酒のメリット その16

がんのリスクが下がる

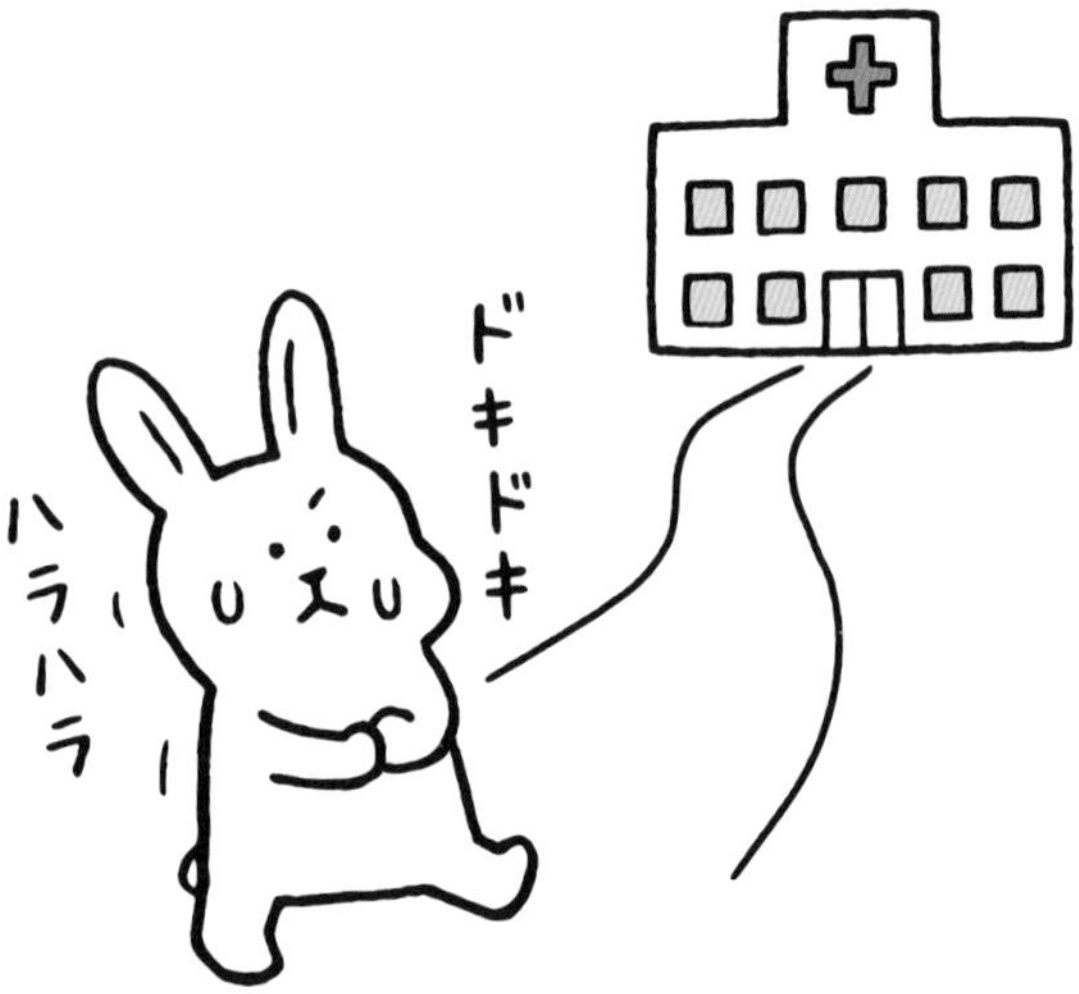

お酒ががんの原因になることはよく知られていますが、「それは相当たくさん飲んでいる人の場合」だと思い込んでいませんか。

「うちはがんの家系じゃないし」。確かに遺伝もがんになる要因の一つですが、もともとお酒に弱い体質の人が、努力して飲めるようになった場合、発がんの確率が高くなる場合があります。仕事の飲酒機会で鍛えてきた人は要注意です。

「毎日、少量だから大丈夫」。これもそうとは言えません。がんは、飲酒した際にお酒が通っていく部位である、舌、喉、食道、胃、大腸、肝臓などにできやすいと言われていますが、それとは無関係なはずの乳房にもがんは多発します。

実は、日本人女性を対象とした大規模調査から、アルコールを飲む女性は飲まない女性に比べて乳がんの発症リスクが1・46倍高いことが明らかになっています。そして、飲酒習慣が週1回未満の女性でも、発症リスクは飲まない女性に比べて2・07倍高いことが報告されているのです。

お酒を減らせば、がんのリスクも下がります。**毎年の健康診断や人間ドックのたびに、ドキドキしなくてもすみます。**

Siamala Sinnadurai et al. "Intake of Common Alcoholic and Non-Alcoholic Beverages and Breast Cancer Risk among Japanese Women: Findings from the Japan Collaborative Cohort Study." *Asian Pac J Cancer Prev* 21(6):1701-1707, 2020

減酒のメリット　その17

気分の落ち込みがなくなる

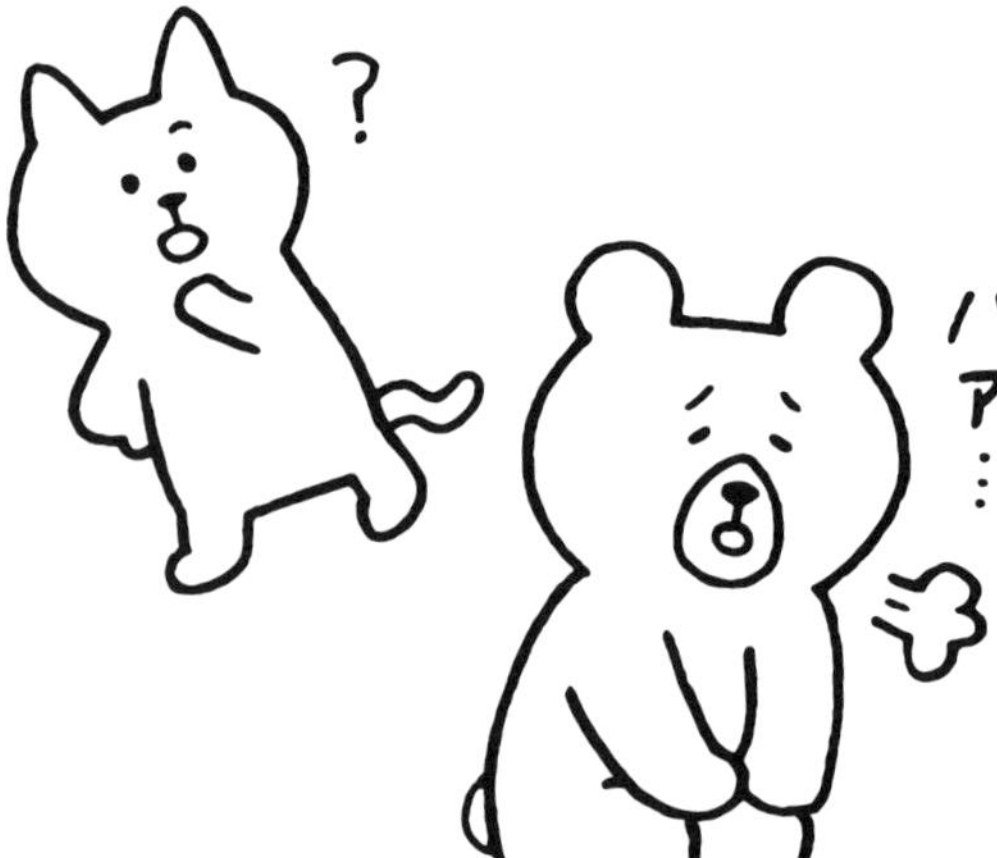

楽しい飲み会だったはずなのに、翌朝目覚めるとわけもなくブルーな気分になっている。「酔った勢いで、変なことを口走らなかっただろうか」「みんなに迷惑をかけたかもしれない」。そんな不安に駆られ、慌てて「おつかれさまメール」を各方面へ送ると、すぐに返信がないことが気になってしまう。ゆうべ同席していた同僚の態度が冷たいような気がする……。

こういうことは、誰にでも起こる可能性があります。飲酒によってパッと気分が晴れたとしても、酔いから醒めた反動で、脳内化学物質のバランスが乱れてしまうことがあるからです。アルコールには、不安感を引き起こし、抑うつ気分を悪化させる側面があります。

もともと不安が強く気分が落ち込みやすい人に、たくさんお酒を飲む習慣があると、**「飲酒でさらに気分が落ち込む」→「気分が落ち込んでさらに飲酒」**というループにはまりやすくなります。そういう場合でも、医療機関の受診や服薬に抵抗があるという方が、まず自分で取り組めるのが減酒です。飲み過ぎないことは、メンタルの安定にもつながるのです。

減酒のメリット その18

認知症のリスクが下がる

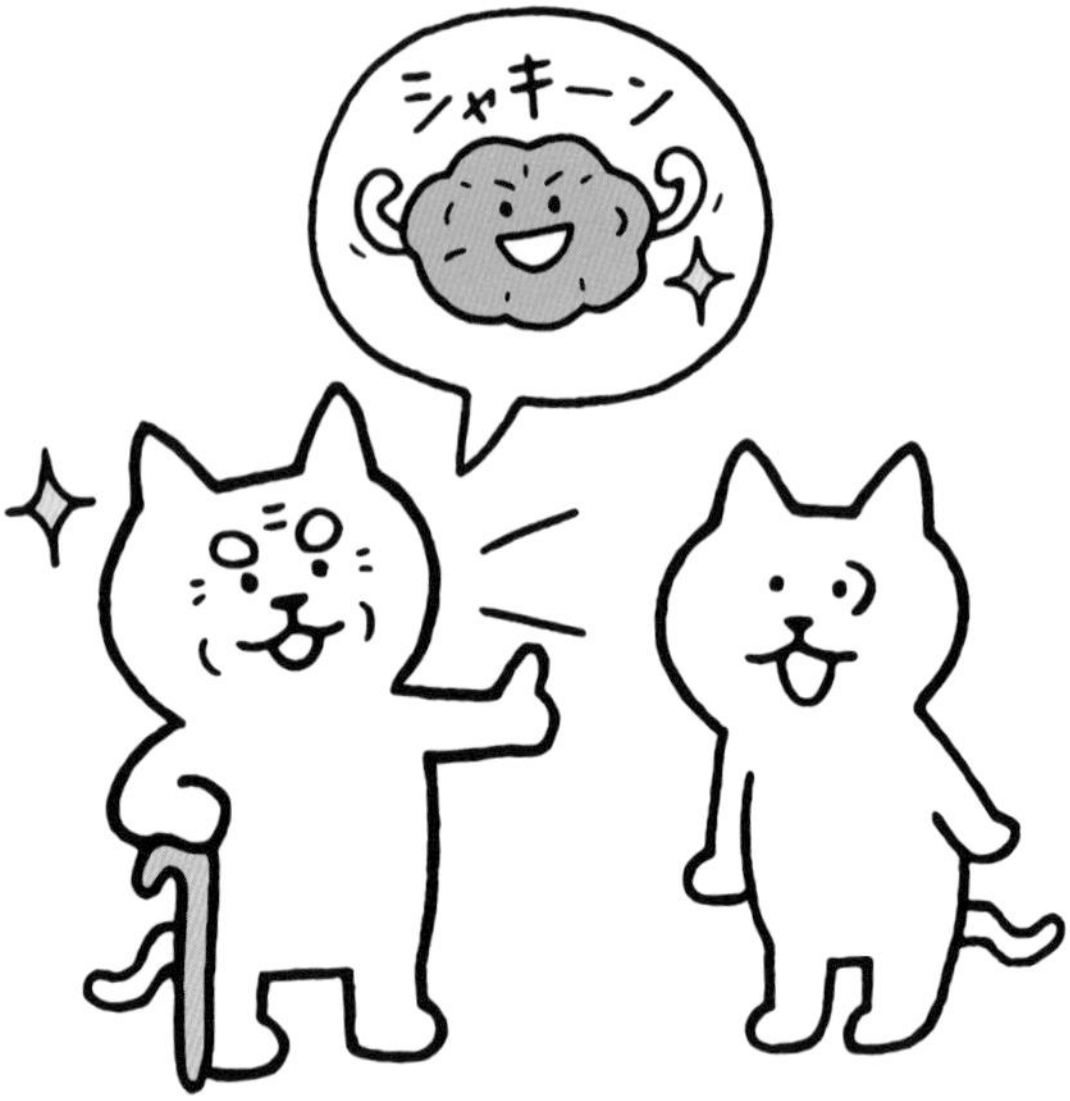

「もしも将来、自分が認知症になったら？」と、考える人も多いでしょう。最近は、働き盛りで発症する若年性認知症も知られるようになり、「働けなくなる？」「家族はどうなる？」「周囲に迷惑をかけたくない……！」といった漠然とした不安を感じる方もおられると思います。

認知症を発症した人の脳は、萎縮している傾向があります。脳の萎縮は加齢とともに進みますが、お酒を飲み過ぎると萎縮は加速。フランスの大規模調査では、若年で認知機能が衰えた人の中に、飲酒習慣がある人が多いと報告されています。

脳の萎縮によって、とくに影響が出やすいのが、感情のコントロールを司る前頭葉です。**「最近、怒りっぽくなった」「以前はもっと優しい人だったのに」**という変化は、本人だけでなく家族や友人など周囲にとってもつらいもの。

アルコールによる脳萎縮は、飲酒をやめたり減らしたりすると改善されると言われています。食生活の好転で栄養状態も良くなり、生活スタイルにもメリハリが出るため、脳に良い刺激がもたらされ、リスクを抑えていけます。

減酒のメリット その19

家族との関係が良くなる

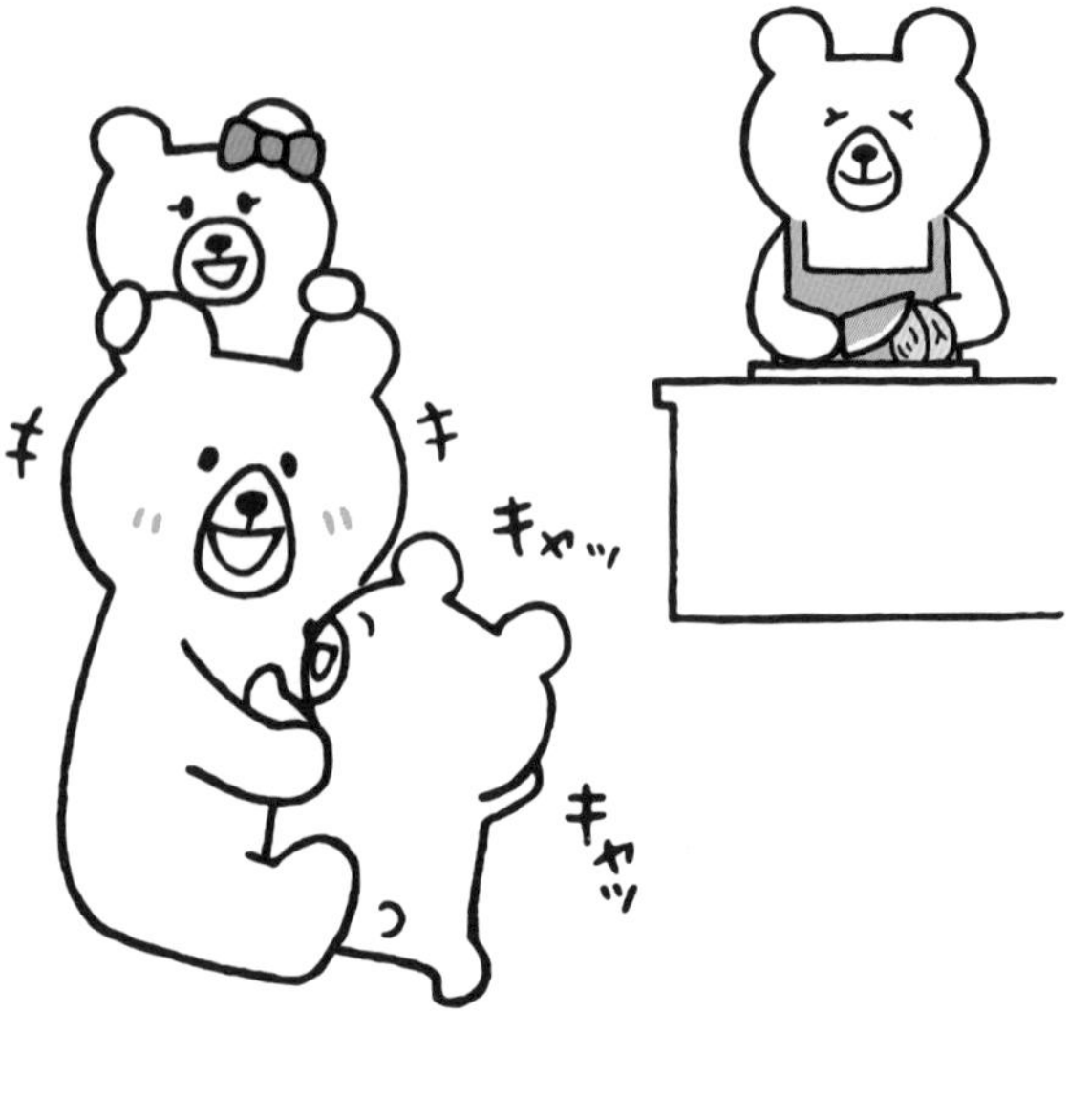

お酒を飲む人が、飲まない家族ともめる。

これは、私の外来経験からもエピソードに事欠きません。冷蔵庫やストッカーの中が買い置きのお酒だらけで邪魔だと嫌な顔をされる。今日は飲まないと言って車で出かけたのに結局飲んでしまい、帰路を運転する妻が口をきいてくれなかった。飲んで帰宅すると子どもも含め家族の対応が冷たい。帰宅後にさらに飲むため、とうとう寝室を別にされてしまった。

お酒が理由で関係が悪くなっていることに薄々気づいていても、一番身近な家族だからこそ、甘え心が出てしまいます。しかし、飲酒量を減らせば今挙げたようなもめごとやいさかいが起こるリスクも減らせます。夫婦仲が良くなることも期待できます。なかには、酒量を減らしたことで、疎遠になっていた孫と、再び会えるようになった、と喜んでいる方もおられます。

減酒によって起こる良いことはたくさんありますが、一番大切なのは、身近な人との関係を見直す機会を得られることかもしれません。減酒には、**人生を好転させる力**があるのです。

第3章

こんな兆候にご用心！

～危険なサインと心身の変化～

危険なサイン その1

毎日飲まずにはいられない

「無意識に飲んでいる」のはリスク大

本章では、お酒をたくさん飲み続けることで起こる危険なサインと体の変化を見ていきます。

私がアルコール低減外来で多くの患者さんを診ていて、危ないなと感じるのは、「毎日飲むのがまずいこと」だと思っていないタイプの人です。

このタイプの人は、自分が「毎日飲まずにいられない」状態になっていることに気づいていません。酒量がそれほど多くない場合はまだ低リスクですから、おいしく飲んでいただいてよいのですが、何かのきっかけでお酒の量が増えることがあります。そして、それが習慣化されていくと依存症のリスクが高まります。

ですから、そういう方には、**まだ飲酒量が多くない段階で「お酒を減らす」工夫**を提案し、飲酒習慣を変えていくよう実践してもらいます。

いつもの晩酌が一日ないだけで……

実は、毎日飲む習慣がある人のほとんどは、意識して毎日飲んでいるわけではありません。私たち人間の多くは、毎日ご飯を食べるのが当たり前だと思っていますが、それと同じような感覚でいます。

私の知人が、友人夫婦と一緒にマラソン大会に出場するため、地方に前泊したときのエピソードです。

知人はお酒をときどきたしなむ程度なので、「明日は朝早いから今夜は飲まないよね？」と何気なく聞いたところ、お酒が大好きな友人夫婦も「そうだね、それがいい！」と賛同しました。

しかし、その後二人が交互に知人のところへやって来て、「今日は本当に飲まないんだよね？」とソワソワした様子で何度も確認していたそうです。

そして、夕食のとき、二人は浮かない顔で、

「飲まないで飯を食うの、いつぶりだろう……」

「お酒がないと手持ち無沙汰で、どうしたらいいのかわからないね」

とつぶやき合っていたそうです。晩酌の習慣がない知人は、「たった一日飲まないことがこんなに大変なのか」と驚いたといいます。

脳を休ませればお酒も減る

毎日お酒を飲んでいると脳の報酬系と呼ばれる神経系が刺激され、脳は飲んだときの心地よさや解放感など「快」の感覚を記憶していきます。

「お酒はおいしくて楽しい」
「だから今日も飲みたい」

と、飲酒に対する欲求が強くなっていくのです。この状態で飲み続けると、脳の報酬系が乱れていき依存性が高まります。

しかし、脳にお休みしてもらう「休脳日」があれば、アルコールが脳にもたらす刺激が緩和され、「毎日飲まずにはいられない」状態から脱しやすくなります。

飲酒量がそれほど多くなくても毎日飲んでいると、脳は飲酒の快感を覚えてしまうだけでなく、体にも負担がかかります。「休脳日」は「休肝日」にもなりますから、お酒を休む日を作ることで、生活習慣病やがんのリスクを抑えることにもつながります。

危険なサイン
その2

退社前なのにお酒のことを考えてしまう

リスキーな依存と単なる酒好きの違い

夕方になると、「今日はどこへ飲みに行こうか」と考えてソワソワし始める。

仕事帰りに行きつけの飲み屋さんでちょっと一杯など、日々の飲み方を自分で決めて楽しんでいる場合は、たとえ退社前にソワソワしたとしても、お酒に対する依存度はそれほど高くありません。

それに、飲酒するかしないかにかかわらず、仕事が終わって帰れるのは、誰にとっても待ち遠しいものですよね。

ただ、健康診断の前日、「**今日はさすがに飲まないでしょう**」と思いながらも、気づいたら店で飲んでいたというのは、自分をコントロールできていない状態。「自分もそうかも」という人は要注意です。

退社時間が近づくにつれお酒のことが頭に浮かび、家に帰り着くのを待てず、駅からの帰路や途中の公園で缶酎ハイをプシュッ！　と開けてしまうという話も患者さんからよく聞きます。

多くの人が、「家に帰ってくつろいでから飲もう」「歩きながら飲むと変な人と思われる」と考え、飲みたい気持ちをとりあえず我慢します。それができず、飲みたい気持ちに流されて飲んでしまうというのは、依存度が高いかなり危険な状態です。

好きなものを我慢するつらさを感じながらも、我慢で行動を抑えられるかどうかは、お酒とうまく付き合っていくための大事なポイントです。

「夕方からが絶好調」という人は、危ない

日中は体調も仕事の調子もいまひとつで、周囲から見ても覇気がないのに、終業

後飲み始めると「絶好調！」という人がいます。こういう人は、実は軽い離脱症状にあることが考えられます。

離脱症状とは、アルコールが体から抜けていくときに起こる不快な症状のことで、頭痛、イライラ、吐き気などをともないます。手が震える（振戦《しんせん》）という症状は、みなさんよくご存じでしょう。その他にも、微熱、眠れなくなる、寝汗をかく、食欲がない、脈が速くなるといった代表的な症状があります。

こうした症状が飲酒後、最短だと6時間ほどで現れます。そのつらい状態が、お酒を飲むと改善されるのです。いわゆる「迎え酒」ですね。

お酒を飲み始める夕方の5時、6時くらいが一番調子が良く、絶好調。11時、12時くらいまで飲んで、翌朝、起床したあたりからどんどん具合の悪さを感じるようになります。もちろん、絶不調で日中はパッとしないのですが、夕方が近づくにつれて気力を取り戻し、飲み始めると急にイキイキし始めるわけです。

外来ではこうした離脱症状のメカニズムを、患者さんにお話しすることもあります。日中のつらさが離脱症状だったとわかるだけで、お酒との付き合い方を変えら

飲酒後、離脱症状が現れる時間

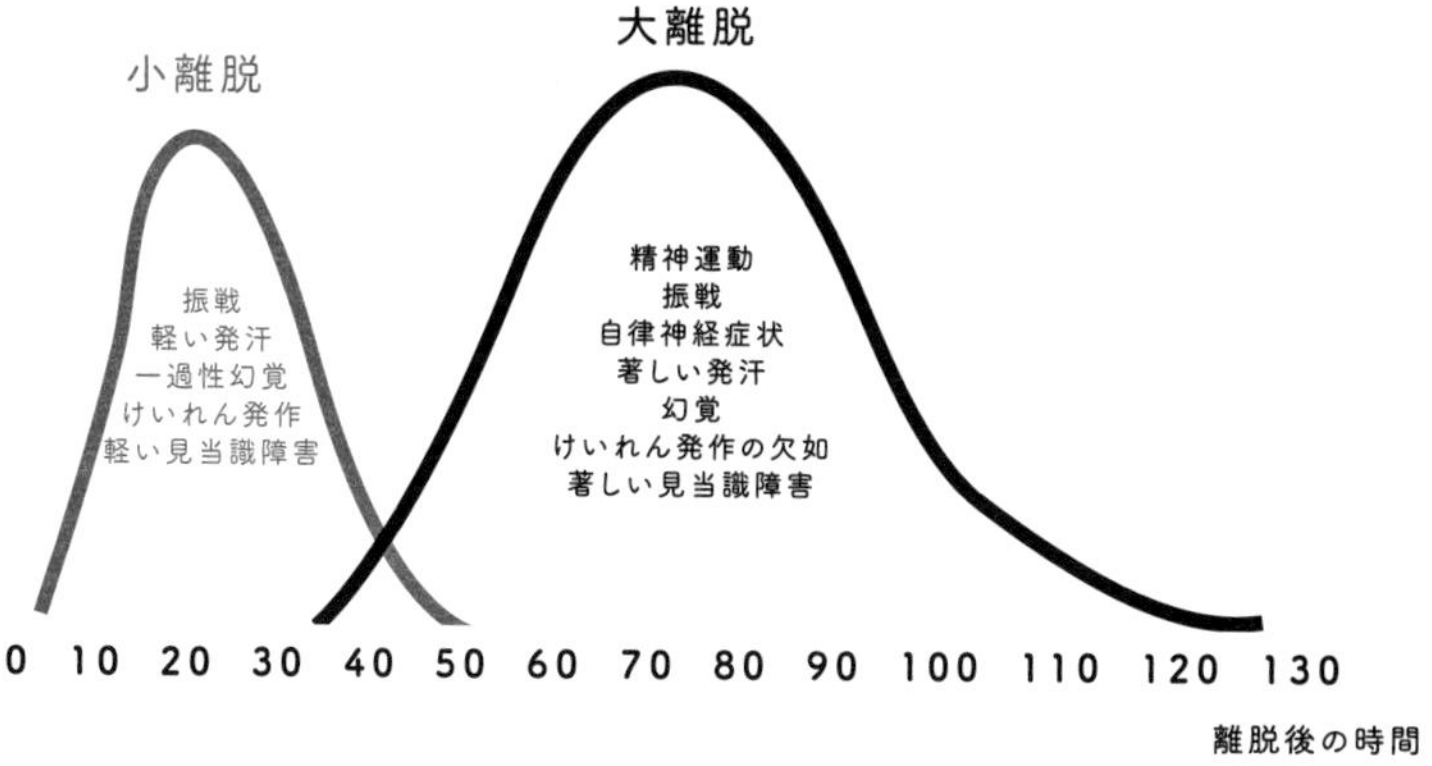

Victor M, Wolfe SM. Alchoholism progress in Research and Treatment:137-169, 1973 をもとに作成

れる例もあるからです。

しかし、「お酒を減らそうと思ったけど、嫌な離脱症状が出てきてしまうので減らせない」という切実な声もあります。「飲めば体調が良くなる」とわかっていればなおさら、お酒を減らしたりやめたりするのが難しくなるのです。

今は、カウンセリングに加えて、減酒薬などを使った治療を行っている病院もあるので、一人では難しいと感じたら、相談してみるのも一つの手です。

危険なサイン その3

だんだんお酒に強くなってきた

鍛えてお酒に強くなると、がん発症リスクが上がる

もともとお酒はあまり飲めなかったけど、仕事の接待や打ち合わせで飲む機会が増え、だんだん飲めるようになってきた。これは、社会人としては喜んでいいことなのかもしれません。酒席をビジネスの場として積極的に楽しめれば、仕事の成果にもつながりやすいと感じる人も多いようです。

ほとんどお酒を飲まなかった人が、飲酒習慣のある人と結婚して晩酌が日常になった。お酒に合うおつまみを研究するうちに、お酒がおいしく感じられるようになり、まさに生活の彩りに。お酒という共通の趣味で暮らしが充実するのなら、こ

れもまた喜んでいいことではあるでしょう。

ただ、お酒を好んで飲まなかった人やあまり飲めなかった人が、生活や環境の変化にともなって「飲める人」になった場合、単純に喜んでばかりもいられません。

お酒に強くなることがすべて悪いわけではありませんが、本来アルコールを受けつけない体質の人が無理して飲んでいると、もともとお酒が強い人や普通に飲める人に比べて、**同じ量を飲んでもがんを発症しやすい**ことが、すでにさまざまな研究から報告されています。

仕事の酒席でがんばって鍛えていると、がんばって鍛えたその分の反動が体に出ます。お酒は、鍛えてはいけないのです。

お酒に強い人、弱い人

お酒に強い人・弱い人は、どんな違いがあるのでしょう。私たちの体内で、アルコールがどのように分解されるのかを簡単にお話しします。

お酒を飲んで摂取されたアルコールは、アルコール脱水素酵素（ＡＤＨ）によって、アセトアルデヒドになります。アセトアルデヒドは、飲むと顔が赤くなるフラッシング反応や二日酔いの原因になる物質。このアセトアルデヒドは、２型アルデヒド脱水素酵素（ＡＬＤＨ２）の働きで酸化され酢酸になります。

ここまでのアルコール代謝の流れは、主に肝臓で行われ、その後、酢酸は筋肉や肝臓以外の臓器で代謝されていきます。

お酒に強いか弱いかは、この**酵素ＡＬＤＨ２の活性遺伝子の型**によると言われています。

❶ＡＬＤＨ２が不活性でほとんど飲めない人（不活性遺伝子型＝日本人の１割程度）
❷ＡＬＤＨ２が低活性である程度は飲める人（低活性遺伝子型＝日本人の３、４割程度）
❸ＡＬＤＨ２が高活性でお酒に強い人（活性遺伝子型＝日本人の５、６割程度）

日本人に特徴的なのが、２番目の「ＡＬＤＨ２があまり働いていないけれど、あ

お酒が体内で分解される仕組み

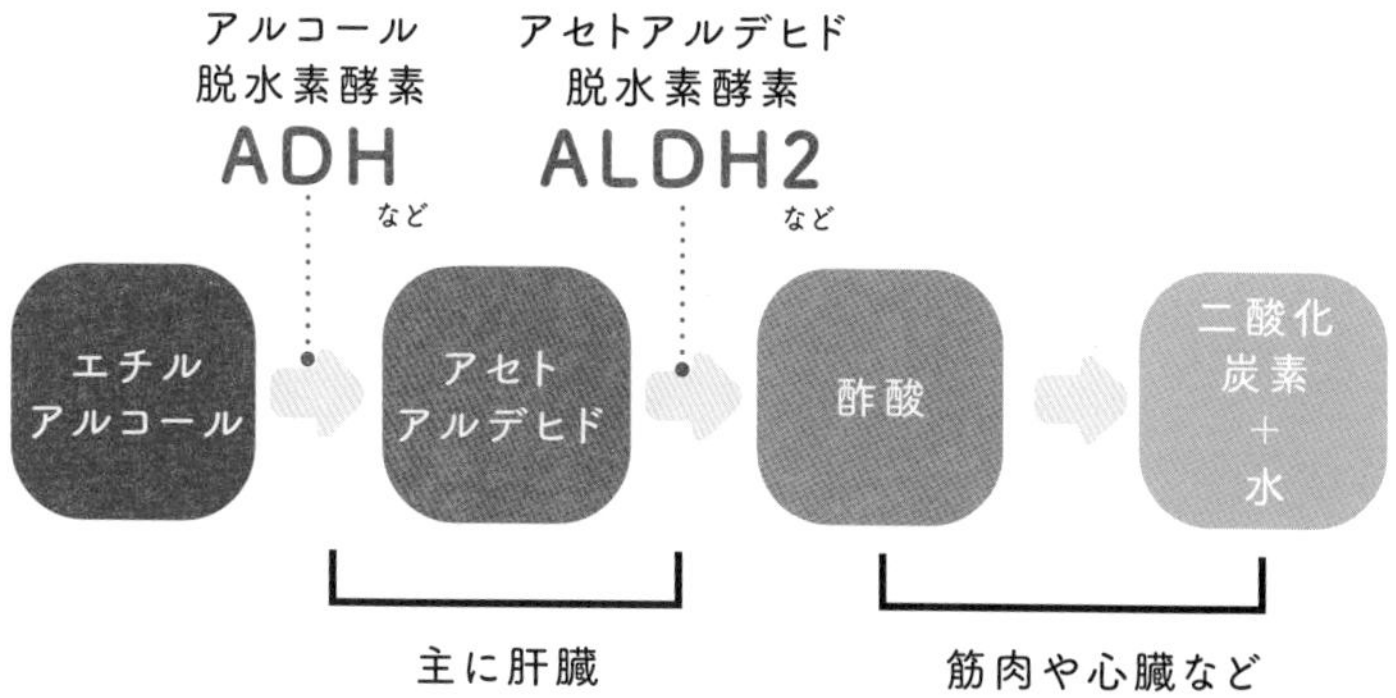

る程度は飲める人」。モンゴロイド系と言われる中国、韓国、東南アジアの人種に多く、ヨーロッパやアフリカの人たちにはあまり見られないタイプです。

ＡＬＤＨ２の酵素が低活性型の人は、お酒があまり強くなく、あまりたくさん飲めないのが特徴です。

ただ、このタイプであっても頻繁にお酒を飲むうちに、量を飲めるようになったり、高い度数でも平気になったりします。

アルコールの「**耐性**」がつくわけです。

この耐性は、「脳のアルコールに対する感受性」によると考えられています。

飲酒の習慣が続けば脳がお酒に慣れ、感

受性が低下するため、少量のお酒では物足りなさを感じてさらにお酒を求めるようになります。

こうして、お酒をどんどん飲んでいるうちに、「**飲んでリラックスしたい**」「**酔って気持ちよくなりたい**」など、精神的にもお酒に依存しやすくなり、アルコール依存症になるリスクが高まるというわけです。

仕事だからといって無理して飲んでいないか、以前より飲む量が増えていないか、飲み方の自己チェックが肝要です。

危険なサイン その4

飲まないと寝られない

減酒の大敵は「眠れないこと」

毎晩寝る寸前までお酒を飲んでいる人に、「なんでそんなに飲んじゃうんでしょうね？」と尋ねると、「眠れないから」という答えが返ってきます。就寝前にひと口程度アルコールをたしなむ、いわゆる寝酒が習慣の人の答えも同じです。

お酒には入眠作用があり、適量のお酒は寝つきをよくしてくれます。でも、世界を見渡すと、眠るためにお酒を飲んでいる人は少数派。実は、日本は世界の中で寝るためにお酒を飲む習慣のある人が一番多い国です。

寝る前のお酒を、絶対に避けなければならないというわけではありません。なぜあまり良くないかというと、寝る前の飲酒が習慣化されるとお酒に対する耐性ができ、しだいに飲酒の量が増えていくからです。前はウイスキーの水割りをほんの少し飲む程度だったのが、グラス1杯になり、濃さが増し……。

以前、ある患者さんに「寝る前のお酒、どうして濃くなっちゃうんですか？」と聞いたらこんなことを言っていました。「ほろ酔いで終わりたいんだけど、眠気がなかなか来ないんだ。なんか酔えなくなってきたんだよね」。お酒の耐性がつき、濃いお酒でないと酔えなくなってしまったわけです。

中途覚醒でさらに寝不足に

飲むお酒の量が多く濃くなり、それが慢性化すると、**アルコールが睡眠を阻害するマイナス要因**として働いてしまいます。しっかり睡眠がとれているつもりでも、睡眠の質の低下、睡眠中に目が覚める中途覚醒の増加といった状態を起こしやすくなるのです。

寝酒が睡眠に及ぼす影響

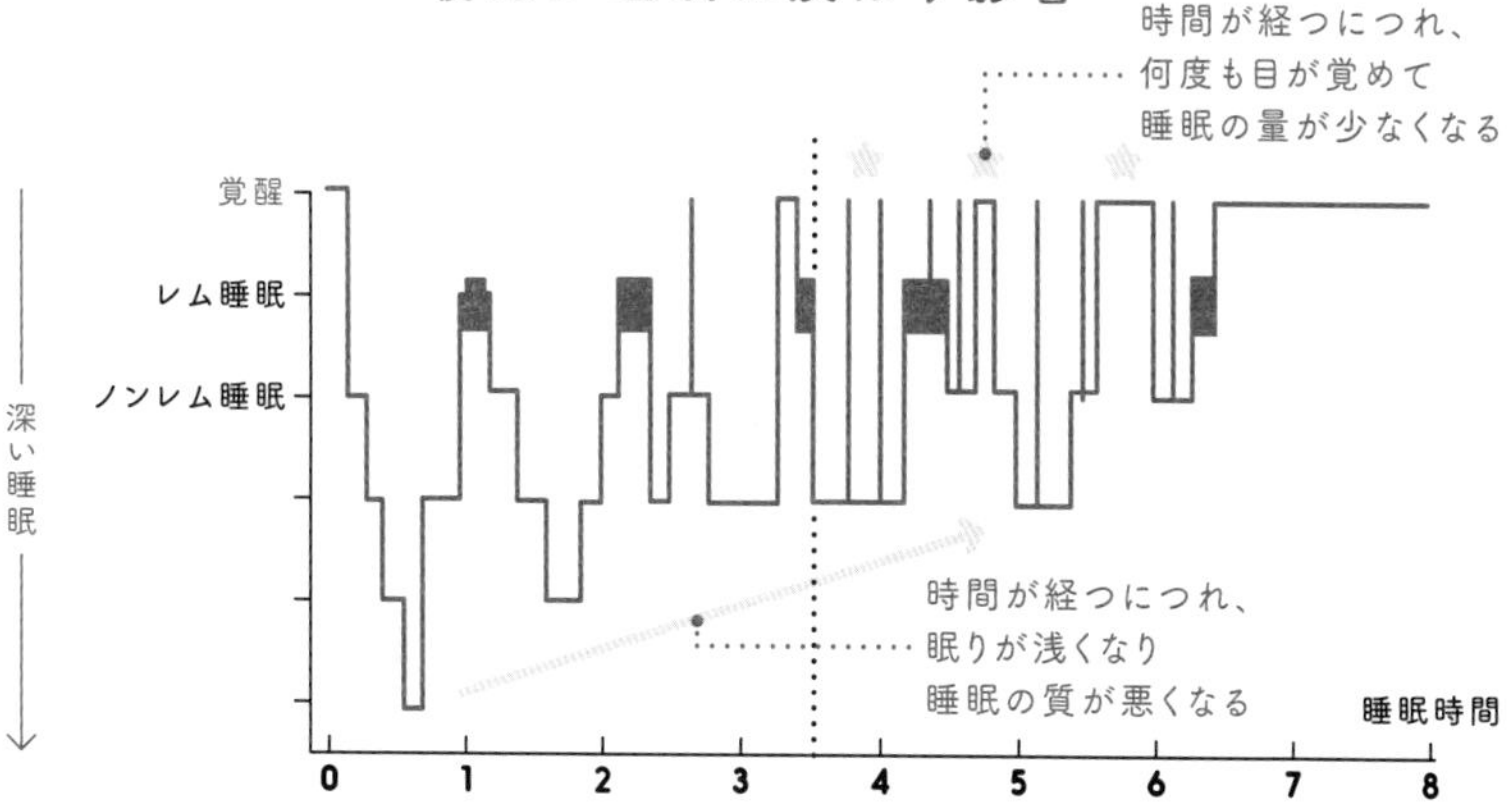

レム睡眠：体の睡眠。浅い睡眠で、夢を見やすい状態
ノンレム睡眠：脳の睡眠。深い睡眠で、眠りの前半に現れやすい

『睡眠薬の適正使用・休薬ガイドライン』じほう（2014.3.7）より作成

質の良い睡眠がしっかりとれないと、スッキリした目覚めを得られず、日中のパフォーマンスの低下にもつながります。ちょっとした失敗に落ち込んだり、イライラしたり、メンタルにも影響が及びやすくなります。

そんな「良くない気分」が、多量飲酒へと向かわせるという悪循環を招くのです。

睡眠の専門家たちの多くは、寝る前のお酒は避けたほうがいいと言っています。アルコール低減外来の立場からも、やはり同意見です。

眠れないなら薬の力を頼るのもアリ

飲まないと眠れないというほとんどの患者さんに、私の外来では睡眠薬を処方しています。スムースに眠れる状態を作りながら、減酒の治療をしていくのです。

このような場合、お酒を減らすのに一番の大敵は、眠れないこと。「しっかり睡眠をとるためにお酒を減らしたら眠れなくなった」「だからまた飲んでしまった」といういたちごっこをまずは断つ必要があります。睡眠対策をしないで、お酒だけ減らせ減らせと言ってもやはりうまくいかないのです。

ある研究によれば、「不眠を解消するために飲酒をすることが週1回以上ある」と答えた人は男性48・3%、女性18・3%存在し、不眠を解消するために睡眠薬を服用する人（男性4・3%、女性5・9%）よりも多いことが報告されています。「最近、寝られない」と感じたときに医療機関に相談するよりも、お酒に頼る傾向があるのです。

Gustavo A Angarita et al. "Sleep abnormalities associated with alcohol, cannabis, cocaine, and opiate use: a comprehensive review." *Addict Sci Clin Pract* 11(1):9, 2016

ところが、お酒を飲まないと眠れないと思い込んでいた人が、薬の助けによって眠れたとき、これまでの習慣を変えていこうという気持ちが芽生えやすくなります。**「お酒を飲まなくても、意外と眠れました！」**と、うれしそうに報告してくれる患者さんもいます。

寝つきが悪い、日中いつも眠い、中途覚醒が増えた。それは、「お酒を減らして」という体のサインかもしれないことを覚えておいてください。

危険なサイン その5

飲み足りなくてお酒を買い足しに行くことがある

「飲みたい」という強い欲望

家で晩酌を始めたら、ちょっと飲んだところでお酒がなくなってしまったとします。折しも外は雨。「まだ飲みたいけど、今日はもうやめておこうか。出かけるのもめんどうだし」と思えず、雨の中お酒を買いに行くのは、少しアルコールへの依存が心配な状態です。

雨どころか、暴風雨でも、雪でも、隣町でも行くなど、飲酒したいという強い欲望や切迫感に突き動かされているような状態は、かなりアルコールへの依存度が高いと言えます。

アルコール依存症というと、「朝からお酒を飲んでいる」「週末に一日中飲み続け、リビングに横たわっている」など「ずっとグデグデに酔っ払っている」状態ばかりがイメージされがちですが、そうではありません。

日中、仕事は普通にこなしているのに、**いつのまにか依存度がどんどん高まっていくということが多いのです。周囲の人がまったく気づかないうちに、**

暴風雨の夜中、お酒を買い求めに出かけるようなことがその日一度限りであれば、それはたまたまということでしょう。でも、強い欲望や切迫感をともなう行動が頻繁に繰り返されるのであれば、それは飲み過ぎのサイン。お酒の飲み方を変えていく必要があります。

リスク大のサインは日常の中にいろいろ

日常の中のさまざまな行動に、飲み過ぎのサインが現れます。

●仕事終わりで一緒に飲みに行く人が見つからなかったとき、「今日は帰ろうか」と思えず、一人でも飲みに行ってしまう
●家にお酒のストックがたっぷりないと、不安になる
●家族、友人、恋人との時間よりも飲酒を優先してしまう

たとえば、家族と一緒に外出するのを断って、家に一人になった途端、手軽で度数の高い酎ハイなどを数本飲んでしまう人もいます。隠れて飲んでしまうのです。飲み方によりますが、早い人だと、3カ月でかなり依存が進むこともあります。外で派手に飲み歩いているほうが、アルコール依存が進みやすいというわけではありません。家飲み派で誰も気づかないうちに、いつのまにか深刻な状態になってしまう人もたくさんいます。

家族や身近な人に自分の日常行動におかしいと感じる点はないか聞いてみるのも、今すぐできる対策と言えるでしょう。

危険なサイン その6

二日酔いで午前に出社できないことがときどきある

お酒はどのくらいで体から抜ける？

「お酒と一緒に水を飲むと、アルコールの分解が速くなる」。お酒の場で、よく聞くフレーズではないでしょうか。ところがこれは誤解です。

減酒の面からいって、お酒と一緒に水を飲むこと自体はおすすめです。確かに、飲んだ水の分、お酒の総量を減らしやすくなります。脱水症状を防ぐこともできます。しかし、水がアルコールの分解を助けるわけではないのです。

飲んだ翌朝、起きられない、頭が痛い、吐きそう。飲む量をセーブできないと二日酔いに襲われます。飲み過ぎれば、いくら水を飲んだところでお酒は体に残って

アルコールの体内消失速度

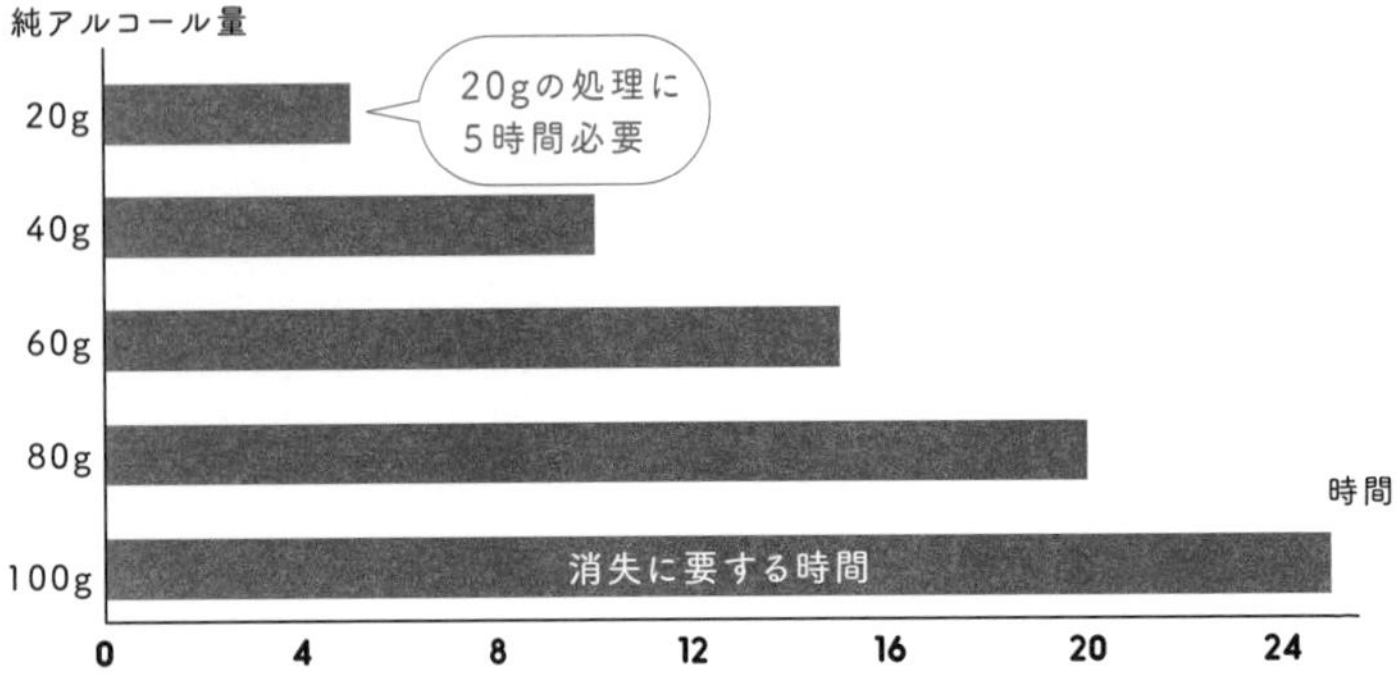

しまいます。

血中に溶けたアルコールの代謝は、主に肝臓で行われます。

アルコールが体外に排出されるまでの時間の目安は、ビール缶1本（500ml）、焼酎グラス1杯（150ml）、日本酒1合（180ml）は約4〜5時間。

ワイングラス1杯（100ml）は約2時間。

ウイスキーならロックでグラス1杯（150ml）は約8時間と言われています。

ただしこれらは体重60kgの人を基準とした数値です。アルコールが抜ける時間は、飲んだお酒の種類と体内でアルコールを分解する能力によって違ってくるのです。

サウナの汗でアルコールは抜けない

翌日に響かないよう、対策をしているという方も少なくないでしょう。

たとえば、飲んだ後にサウナで汗をかく。翌朝、お風呂で湯舟に浸かる、必ずランニングをする。

残念ながらこれらも俗説で、効果は期待できません。脱水症状や心臓への負担などを考えると、むしろ危険です。

さらに言えば、飲んだ後しっかり睡眠をとればアルコールの分解速度が速くなると考えている人が多いと思いますが、実はその反対で、睡眠はアルコールの分解速度を和らげ、酔いから醒める速度を遅らせてしまいます。

時間が経過するという意味ではもちろん意味があるのですが、飲んだ後起きているのと眠るのとでは、眠るほうがアルコールの分解が進むというのは間違いです。

都合の良い「裏ワザ」は存在しない

「たくさん飲んでも二日酔いにならない裏ワザが知りたい！」

その気持ちはよくわかりますが、おいしく飲んで日々のパフォーマンス低下を招かないためにも、やはりおすすめは減酒なのです。

飲んでいったん体に入ってしまったアルコールは、体内で代謝が終わるまでは抜けません。待つしかないのです。運転や機械操作など、お酒が残った状態での勤務が禁じられている仕事の場合は、一気に信用を失ってしまいます。

また、たとえデスクワークで、二日酔いのつらさを我慢して出社しても午前は席に座っているだけでやっとでしょう。自分は普段通りに仕事をしているつもりでも、周囲にはバレバレかもしれません。

出勤しているにもかかわらず、「心身の健康上の問題」により十分にパフォーマンスが上がらない状態を「**プレゼンティーズム**（Presenteeism）」といい、近年、こ

郵 便 は が き

（切手をお貼り下さい）

170-0013

（受取人）

東京都豊島区東池袋 3-9-7
東池袋織本ビル 4 F
㈱すばる舎 行

この度は、本書をお買い上げいただきまして誠にありがとうございました。お手数ですが、今後の出版の参考のために各項目にご記入のうえ、弊社までご返送ください。

お名前	男・女	才
ご住所		
ご職業	E-mail	
今後、新刊に関する情報、新企画へのアンケート、セミナー等のご案内を郵送またはEメールでお送りさせていただいてもよろしいでしょうか？ □はい □いいえ		

ご返送いただいた方の中から抽選で毎月３名様に
3,000円分の図書カードをプレゼントさせていただきます。

当選の発表はプレゼントの発送をもって代えさせていただきます。
※ご記入いただいた個人情報はプレゼントの発送以外に利用することはありません。
※本書へのご意見・ご感想に関しては、匿名にて広告等の文面に掲載させていただくことがございます。

◎タイトル：

◎書店名（ネット書店名）：

◎本書へのご意見・ご感想をお聞かせください。

ご協力ありがとうございました。

の状態にある従業員の生活改善に取り組む企業が増えています。

プレゼンティーズムによるパフォーマンス低下は個人の問題のみならず、会社全体の経済損失につながることが明らかだからです。二日酔いも、「心身の健康上の問題」の一つとして、これからもっと重要視されていくのではないでしょうか。

危険なサイン
その7

酔ってケガをしてしまった

飲み過ぎの死因1位は「ケガ」

飲み過ぎによって、命を落としてしまうことがあります。その原因の1位は「肝臓疾患」だと思っている人が大半ですが、実は肝臓も含む消化器疾患は2位。一般的にあまり知られていませんが、1位は「ケガ」です。

第2章でもお伝えした通り、酔って車の運転は論外ですが、それ以外にも、自転車に乗って転ぶ、何かに激突する。歩いていてつまずく、階段で転ぶ、側溝にはまる……。擦り傷程度のダメージなら回復に時間を要しませんが、事故やケガには**一瞬で命を奪う恐ろしさ**があります。

短時間の多量飲酒で危険度大

以前、筑波大学の私たちの研究グループで、大学生のアルコール過剰摂取とアルコールに関連する外傷との関係について調べました。大学生の飲酒は、コンパや歓迎会などで一回の飲酒量が多くなってしまう傾向があります。

調査では、急性アルコール中毒やケンカなどを引き起こしかねない、短時間での多量飲酒（ビンジ飲酒）を経験したことがある学生に「**過去1年間に、飲酒の影響で事故に遭ったりケガをしたことが何回くらいありましたか？**」と質問しました。ここでの多量飲酒とは、2時間でアルコールを男性は50g以上、女性は40g以上摂取した場合をいいます。

結果は、アルコール関連外傷を経験したのは4・9％で、そのうち97・2％が過去1年以内に一回以上、短時間での多量飲酒を経験していました。年一回以上の多量飲酒を経験していた学生は、そうでない学生と比べて、過去1年間のアルコール

Hisashi Yoshimoto et al. "Association between Excessive Alcohol Use and Alcohol-Related Injuries in College Students: A Multi-Center Cross-Sectional Study in Japan." *Tohoku J Exp Med* 242(2):157-163, 2017

関連外傷が25・6倍であることがわかったのです。

若者のアルコール過剰摂取は、国内のみならず世界的な問題ですので、アメリカやスペインなどでも研究がさかんに行われています。

そうした海外の先行研究では、3・9〜8・9倍増することがわかっていましたが、私たちの研究ではそれに比較して非常に高い数値になりました。

この数値の差は、日本人は海外の人に比べるとお酒に強い体質ではないことや、体格や体形が影響して生じたと考えられます。**日本の若年層の場合、飲み過ぎの事故やケガで命を落とすリスクがとても高い**ということです。

飲めば脳の働きも反射神経も鈍る

よく、「酔っ払いは意外とケガをしない」「酔っても本能的に受け身を取れるから大丈夫」などと言われます。確かに、そういう仕組みは人間の体に備わっているのですが、お酒を飲むと当然鈍ります。

飲酒で死亡に至る原因ランキング

死亡

1位　外傷（28.7％）

2位　消化器疾患（21.3％）

3位　心血管疾患／糖尿病（19.0％）

4位　感染症（12.9％）

5位　悪性腫瘍（12.6％）

障害

1位　外傷（39.5％）

2位　消化器疾患（17.6％）

3位　アルコール使用障害（13.9％）

4位　感染症（11.2％）

5位　悪性腫瘍（9.0％）

注：うつ病、心房細動、食道静脈瘤、乾癬は分析に含まれていない

WHO *Global status report on alchohol and health 2018*

飲酒によって全身の血液循環が良くなると、脳の働きも鈍りますし、反射神経も働かなくなります。

本来なら段差につまずいてよろけても、ぐっと足を踏ん張って耐えられるところが、踏ん張り切れない。と、と、と、とふらついて、派手に転んだりします。

そのとき、とっさに頭をかばうような動きを取れず、そのまま側溝などに突っ込んで脳挫傷に至るようなこともあります。

お酒の度が過ぎると、ケガのリスクは確実に増すのです。

いくらケガを繰り返しても、たくさん飲み続ける人はいます。

「治るから大丈夫」と思っているわけですが、家族は大いに心配します。医師としても取り返しがつかなくなる前に、飲酒習慣を変えてほしいという思いがあります。今まではたまたま打ちどころが悪くなかったり、人を巻き込まずにすんだだけかもしれません。たった一度の事故やケガで取り返しがつかなくなることもあります。なお飲酒運転をやめられない人の場合は、減酒ではなく断酒の一択です。

危険なサイン その8

酔って他人とトラブルに

「いい人」がお酒で変わってしまう

飲み過ぎて、その場にいる人たちに嫌な思いをさせてしまったり、いさかいなどのトラブルを起こす人がいます。仕事はできるし、周囲からの信頼も厚い。だけど、お酒を飲むと普段とは違う面が顔を出す。こういう酔い方をしてしまう人は、少なからずいます。

そして、お酒の場でのそうした振る舞いを、本人は覚えていません。というよりも、本人だけが覚えていないのです。

お酒に酔った状態を専門的には「酩酊」といいます。酩酊には大きく分けて２つあり、飲酒による血中アルコール濃度の変化に応じた通常の酔い方を「単純酩酊」、血中アルコール濃度の変化に対応しないような興奮や精神症状をともなう酔い方を「異常酩酊」としています。

単純酩酊、異常酩酊

単純酩酊は、飲んでいい気分になるような感じの酔い方です。飲み過ぎなければ周囲の人と楽しい時間を過ごすことができます。一方、異常酩酊は、**攻撃的・衝動的な行動で周囲を困らせる**ことがあり、さらに「複雑酩酊」と「病的酩酊」に分かれます。

ここで取り上げている、酔ってトラブルを起こしがちな酔い方は、飲酒によって気分の変化が激しくなったり自己抑制が利かなくなっている複雑酩酊に当たります。いわゆる「酒癖が悪い」「酒乱」などと呼ばれる状態です。

複雑酩酊では、平常時には抑えられている衝動性や未熟性が表出されてしまうこ

「単純酩酊」であっても、飲み過ぎは禁物

ほろ酔い	20～40g（純アルコール量）程度の飲酒量	ほろ酔い気分、手の動きが活発化、抑制がとれる、体温が上がる、脈が速くなる
酩酊	60～80g（純アルコール量）程度の飲酒量	千鳥足、同じことを繰り返し話す、吐気嘔吐、感情起伏が激しくなる、立つとふらつく
泥酔	100～200g（純アルコール量）程度の飲酒量	まともに立てない、意識がはっきりしない、言語が支離滅裂
昏睡	200g以上（純アルコール量）程度の飲酒量	何をしても起きない、死に至ることがある

酔い方が通常とは異なる人もいる

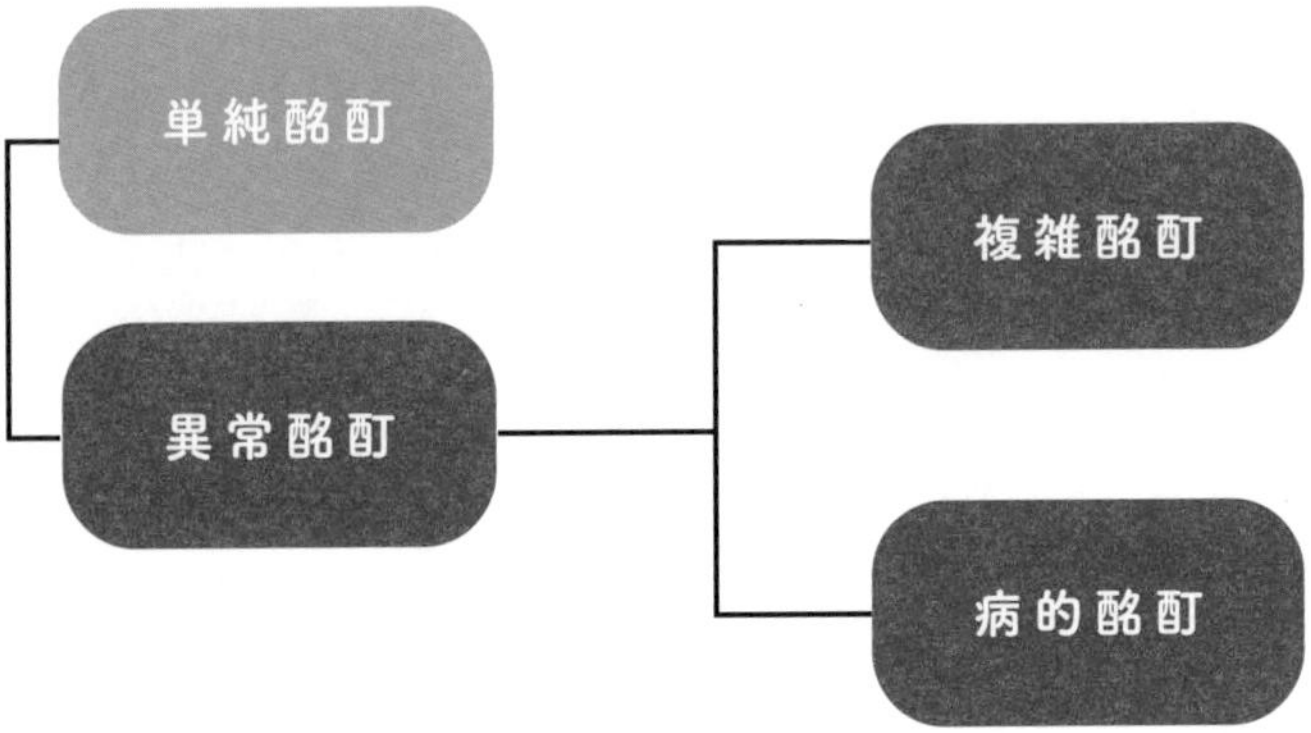

とがあります。そのため、普段は口にしないような暴言を吐いたり、攻撃的になったりして、お酒の席で失敗します。

病的酩酊の人は、お酒を飲むと、自分の置かれている状況が理解できず、その間の記憶がなく、もとの人格とは異なる攻撃的な言動が見られます。少量の飲酒でも起こることがあります。

これらの人は、**飲まなければすごくいい人でいられる**のです。

でも、たった一度のお酒の席での振る舞いが原因で信頼を失い、仕事上の人間関係やコミュニティのつながりを壊してしまうようなことも起こります。

周囲からのサインで気づけるかも

酔ってお酒の場でトラブルを起こしがちな人は、「あまり飲まないほうがいいよ」と、誰からも言ってもらえていないのかもしれません。

自分が伝えることで嫌な思いをさせてしまうかもしれないし、逆恨みされてしまうかもしれない。「だったら言わないでおこう」と、周囲のみんなが空気を読み合っている。そんな可能性があります。

日本人には、とくにそうした傾向が強いと思います。海外ではむしろ、「友だちなんだから本当のことを言ってあげなくちゃいけない」という考え方が主流です。職場からも助言や進言があるでしょう。個人的にカウンセリングを受ける習慣が定着していますから、アルコールと自分の関係を考える機会を得やすいという違いもあります。

お酒の場で自分がトラブルを起こしていることを、自分自身で気づくのは難しいかもしれません。しかし、酒席で周りから人がいなくなる、翌日周囲の態度がよそよそしい、誘われなくなったなど、小さなサインに気をつけていれば、改善のヒントが見つかるでしょう。

危険なサイン　その9

今年も健康診断でD判定

飲酒で発症リスクが高まる疾患

ほどほどに飲んでいても、体質によっては健康を損ないます。多量飲酒が習慣の場合は、言うまでもなくさまざまな疾患の発症を招きやすくなります。

飲酒によって引き起こされることが多い高血圧、脂質異常症、脳出血、乳がんなどは、飲酒量に正比例して発症リスクが上昇。アルコールの分解を司る肝臓の代表的な疾患である肝硬変は、継続的な飲酒習慣のうえ平均飲酒量が増加すると加速度的に発症リスクが高くなります。

アルコールは、**200以上の疾患に影響を与える**ことが知られていて、脳を中心

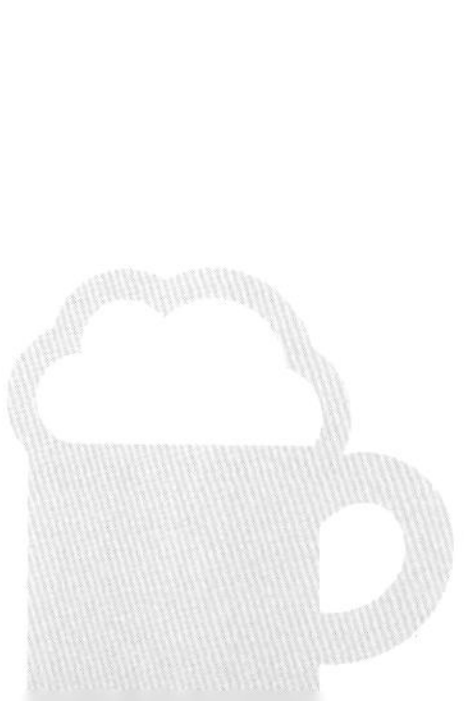

とした中枢神経へも大きな影響を及ぼします。その中枢神経からの信号を体内の各部へ伝達する末梢神経や自律神経にも影響を与えているのです。

アルコールへの依存度が高い人ほど、こうした神経系の障害が増えるというデータもあります。自律神経の乱れによる「なんとなく不調が続く」状態も、飲酒と無関係ではないかもしれません。

40代、50代になったら要チェック

お酒を飲み過ぎて健康を損なっていないか、客観的にチェックできるのが健康診断の数値です。肝機能、脂質、血液一般の数値に異常がないか、要注意です。飲酒歴が長くなればなるほど、さまざまな疾患の発症を招きやすくなるため、40代、50代になると「要精密検査」の可能性も上がります。

すでに飲酒量や健康診断の結果が気になっている人は、早いうちにアルコール低減外来や減酒外来を訪ね、生活習慣の見直しを図ることをおすすめします。

1週間の飲酒量と健康リスク

脳梗塞
男性:週300g(純アルコール量)
女性:週75g

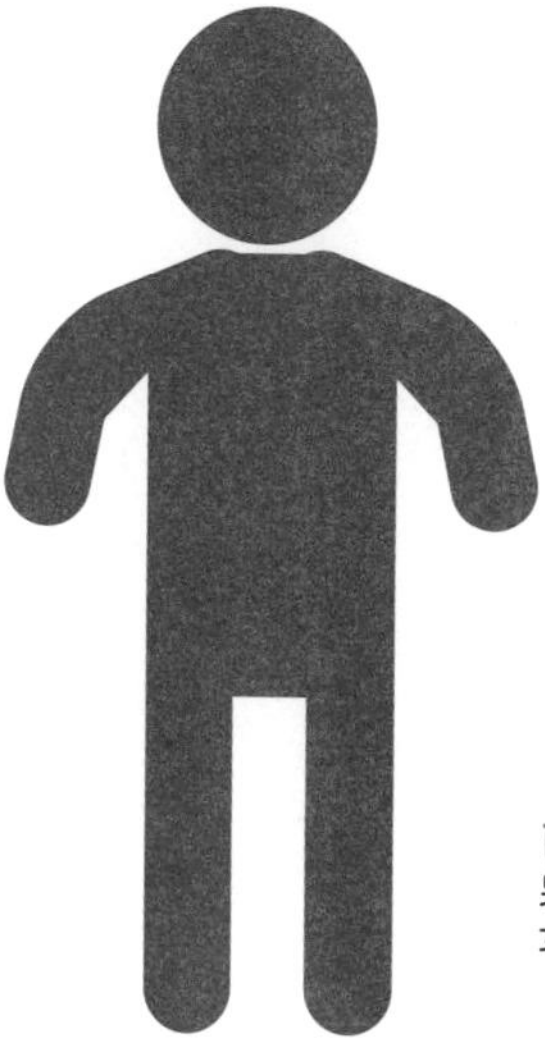

食道がん
男性:少量でも
女性:データなし

高血圧
男性:少量でも
女性:少量でも

肺がん(喫煙者)
男性:週300g
女性:データなし

乳がん
男性:データなし
女性:週100g

肝がん
男性:週450g
女性:週150g

胃がん
男性:少量でも
女性:週150g

大腸がん
男性:週150g
女性:週150g

前立腺がん
男性:週150g
女性:データなし

厚生労働省「飲酒ガイドライン」をもとに作成

その他、脳萎縮・脳挫傷、不整脈、貧血、高脂血症、通風、胃炎・胃潰瘍、肝硬変・肝炎、膵炎、大腸ポリープ、糖尿病、末梢神経障害、性機能障害、骨折・骨粗鬆症……etc.

上記以外にも、アルコールは、200以上の疾患に影響を与えると言われている。

危険なサイン その10

歳のせいか弱くなってきた

年齢とともにアルコールの分解力も変わる

私の低減外来の患者さんは、40代後半から50代以降がメインです。お酒が飲めるピークはおそらく30代から40代。もちろん人によりますし、エビデンスがあるわけではないのですが、その年代を過ぎるとそれまでのように飲めなくなる人が多いようです。

少しのお酒で酔いやすくなるのは、代謝が落ちるから。代謝が落ち、アルコールが分解されずに残りやすくなるので、若い頃のようにたくさん飲めなくなります。

「昔はこんなことなかったのになぁ」とぼやく患者さんに、「**少量で酔えるならコ**

スパがいいのでは?」と言うと、納得がいくようないかないような苦笑いを浮かべてらっしゃる方も多いです。

少し厳しい言い方にはなってしまいますが、飲んだときの体調をはじめとする自分の変化をよく知ったうえで飲むのは、お酒をたしなむ人の責務だと私は考えています。

飲むと体への負担を感じるようになったり、酔っ払ってケガして骨を折ったりなど、自分の変化に気づいたときが「減酒」のタイミング。ありのままに受け止めてください。「缶350mlじゃ絶対足りない」といった思い込みやこれまでの飲酒習慣を見直し、一度セルフチェックをおすすめします。

変化に気づいたときが「減酒」のタイミング

仕事の付き合いで飲むことが多かった人が、ある程度の年齢になってお酒を減らしたら体がとてもラクになったという事例がいくつもあります。

職場の雰囲気もあり、これまで飲んできたけど、本当はそれほどお酒が好きだったわけじゃない。仕事で飲まなきゃいけないと思ったから飲んできたけど、必ずしもたくさん飲む必要はない。

そういうことに気づいたら、酒席への参加も飲む量も自然に減り、**今はむしろ若い頃よりも体力・気力が充実している**と近況を語ってくれた患者さんもいました。

「歳かな?」と感じたときは、減酒のチャンスです。少しでもお酒を減らす「減酒脳」に切り替えるきっかけになるかもしれません。

第4章

いつ飲む？ なに飲む？ どれくらい飲む？

〜毎日の飲み方をちょっと変える〜

あなたの飲み方は大丈夫？世界標準でチェック

AUDITで自分の飲酒習慣を知る

前章では、お酒に関して気になる兆候がないか、代表的な例を挙げてみました。ちょっと気になる、少し減らしてみようかな、という方もいらっしゃると思います。

そこで、本章ではまずはじめに、あなたのアルコール依存度を測るテストに挑戦してみてください。飲む量や頻度だけでなく、飲んだときの状態や周囲への影響など、飲酒習慣全般について客観的に知ることができます。

ドリンク数換算表（単位ドリンク）

種類	量	ドリンク
ビール（5％）	コップ1杯（180ml）	0.7
	中瓶（500ml）	2.0
	大瓶（633ml）	2.5
	レギュラー缶（350ml）	1.4
	ロング缶（500ml）	2.0
	中ジョッキ（320ml）	1.3
日本酒（15％）	1合	2.2
	お猪口	0.4
焼酎（20％）	1合	2.9
焼酎（25％）	1合	3.6
酎ハイ（7％）	レギュラー缶	2.0
	ロング缶	2.8
	中ジョッキ	1.8
ワイン（12％）	ワイングラス（120ml）	1.2
	ハーフボトル（375ml）	3.6
	フルボトル（750ml）	7.2
ウイスキー（40％）	シングル水割り（原酒で30ml）	1.0
	ダブル水割り（原酒で60ml）	2.0
	ボトル1本（720ml）	23.0
梅酒（13％）	1合（180ml）	1.9
	お猪口（30ml）	0.3

1ドリンクは純アルコール量10g

私の低減外来の患者さんにも、自分の飲み方を知ってもらうためにまず行うのが、この「AUDIT（オーディット：Alcohol Use Disorders Identification Test）というテストです。

これは**WHOが開発した、飲酒に関するスクリーニングテスト。**飲酒習慣に問題を抱える人の早期発見や問題解決のために使われています。

2・3問目に出てくる単位、「ドリンク」については、上の表を参考にしてください。ちなみに1ドリンクは「純アルコール量10g」です。

AUDITで飲み方の安全度をチェック

次の10の質問について、あなたに当てはまる選択肢を選んでください。

1 あなたはアルコール含有飲料をどのくらいの頻度で飲みますか？

0. 飲まない
1. 1ヵ月に1度以下
2. 1ヵ月に2〜4度
3. 1週に2〜3度
4. 1週に4度以上

2 飲酒するときには通常どのくらいの量を飲みますか？

0. 1〜2ドリンク
1. 3〜4ドリンク
2. 5〜6ドリンク
3. 7〜9ドリンク
4. 10ドリンク以上

3 1度に6ドリンク以上飲酒することが、どのくらいの頻度でありますか？

0. ない
1. 1ヵ月に1度未満
2. 1ヵ月に1度
3. 1週に1度
4. 毎日あるいはほとんど毎日

4 過去1年間に、飲み始めると止められなかったことが、どのくらいの頻度でありましたか？

0. ない
1. 1ヵ月に1度未満
2. 1ヵ月に1度
3. 1週に1度
4. 毎日あるいはほとんど毎日

5 過去1年間に、普通だと行えることを飲酒していたためにできなかったことが、どのくらいの頻度でありましたか？

0. ない
1. 1ヵ月に1度未満
2. 1ヵ月に1度
3. 1週に1度
4. 毎日あるいはほとんど毎日

6 **過去1年間に、深酒の後体調を整えるために、朝迎え酒をせねばならなかったことが、どのくらいの頻度でありましたか？**

0. ない
1. 1ヵ月に1度未満
2. 1ヵ月に1度
3. 1週に1度
4. 毎日あるいはほとんど毎日

7 **過去1年間に、飲酒後罪悪感や自責の念に駆られたことが、どのくらいの頻度でありましたか？**

0. ない
1. 1ヵ月に1度未満
2. 1ヵ月に1度
3. 1週に1度
4. 毎日あるいはほとんど毎日

8 **過去1年間に、飲酒のため前夜の出来事を思い出せなかったことが、どのくらいの頻度でありましたか？**

0. ない
1. 1ヵ月に1度未満
2. 1ヵ月に1度
3. 1週に1度
4. 毎日あるいはほとんど毎日

9 **あなたの飲酒のために、あなた自身や他の誰かがケガをしたことがありますか？**

0. ない
2. あるが、過去1年にはなし
4. 過去1年間にあり

10 **肉親や親戚、友人、医師、あるいは他の健康管理に携わる人が、あなたの飲酒について心配したり、飲酒量を減らすようにすすめたりしたことがありますか？**

0. ない
2. あるが、過去1年にはなし
4. 過去1年間にあり

AUDITの結果判定

いかがでしたか？

● 0〜7点　今のところ、危険の少ない飲み方
● 8〜14点　健康や社会生活に影響が出る恐れあり
● 15〜40点　アルコール依存症が疑われる飲み方

1問目では頻度を尋ねていますが、「1週間に2〜3度」や「1週間に4度以上」の方は少なくないでしょう。

また、2問目では1回の飲酒で飲むお酒の量を聞いていますが、「1〜2ドリンク」に収まっている方は少ないかもしれません。

テスト結果が意外に高得点で、驚かれた方もいると思います。ちなみに**日本の人の平均点は3・4点**（**男性5・1、女性1・8**）と言われています。点数が高かった方は、これまでの飲酒習慣の見直しのためにも、次項で紹介する「飲酒ガイドライン」もぜひ参考にしてみてください。

20点以上の方は、かなり依存度が進んでいますので、できれば一度、専門医に相談することをおすすめします。早いうちに飲み方を改善できれば、それだけ心も体も負担が少なくてすみます。

「飲酒ガイドライン」で目安を確認

ガイドライン4つのポイント

2024年に国が初めて作成した「飲酒ガイドライン」（「健康に配慮した飲酒に関するガイドライン」）には、私たちの誰にも役立つ飲酒習慣のヒントがかなり具体的に盛り込まれています。

飲酒の問題をより身近に感じてもらうために作成された、このガイドラインについて説明すると、ポイントは次の4つにまとめられます。

❶個別リスクについて配慮する（↓お酒に強いタイプか弱いタイプか把握するP118、162）
❷どんな人もアルコール摂取量を少なく（↓「酒は百薬の長」は誤りP37）
❸飲み方の工夫を具体的に行う（↓酒席でも晩酌でも、誰でもすぐできる工夫をP209）
❹飲まない日を作ることはアルコール依存症予防の点で重要（↓休脳日の大切さP58）

これまで国が定めてきた健康づくりの指針などは、理想的な飲酒量を示すにとどまっている感がありました。今回の「飲酒ガイドライン」は、数字を示すだけでなく、酒量を減らすための水や炭酸水の活用など具体的な減酒ノウハウにも触れられており、より実践行動につながりやすい工夫がされています。

日々の飲酒量を確認してみよう

なかでも摂取量については、「純アルコール量」に換算した目安を定めたことで、個人での判断がしやすくなります。これは第1章でもお話しした通りです。

すでに缶ビールや缶酎ハイには、エネルギーや糖質などの栄養成分表示がありますが、その下に「純アルコール量○・○g（350ml当たり）」などと明記されるようになっています。この「純アルコール量」を目安に飲酒量をコントロールすることで、健康を損ねないようにおいしくお酒を飲んでいけます。

では、肝心の目安とは？　ガイドラインでは、1日当たり「**男性40g未満**」「**女性20g未満**」と定めています。これに相当する飲酒量を男女それぞれ示すと……

ビール　1000ml（ロング缶2本）／500ml（ロング缶1本）
缶酎ハイ・7%　700ml（レギュラー缶2本）／350ml（レギュラー缶1本）
焼酎　200ml（コップ1杯）／100ml（コップ半分）
ワイン　200ml（小グラス4杯）／200ml（小グラス2杯）
日本酒　160ml（0・8合）／160ml（0・8合）
ウイスキー　60ml（ダブル1杯）／60ml（ダブル1杯）

1日当たりの飲酒量の目安

	ビール	缶酎ハイ・7%	焼酎	ワイン	日本酒	ウイスキー
男性（40g）	ビール 1000ml （2本）	缶酎ハイ・7% 700ml （2本）	焼酎 200ml （コップ1杯）	ワイン 400ml （小グラス4杯）	日本酒 320ml （1.6合）	ウイスキー 120ml （ダブル2杯）
	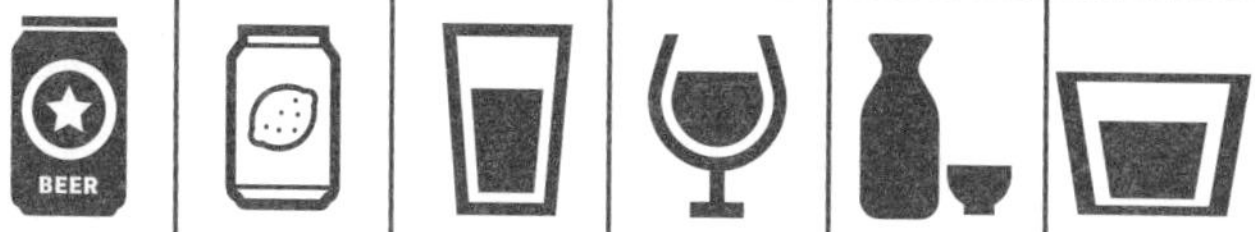					
女性（20g）	ビール 500ml （1本）	缶酎ハイ・7% 350ml （1本）	焼酎 100ml （コップ半分）	ワイン 200ml （小グラス2杯）	日本酒 160ml （0.8合）	ウイスキー 60ml （ダブル1杯）

あなたの普段の酒量はいかがでしたか？　目安の量を知っておくと、減酒につながりやすくなります。

性別やタイプなど「個別リスク」も大事

ただし、ここで示した飲酒量は、わかりやすいように示した大まかな基準です。その人個人がどれくらいのお酒の量ならリスキーではないかは、**年齢**、**性別**、**体格**、**そして体質**によっても変わってきます。

高齢になると、酔いが回りやすく転倒などのリスクも高まります。若年者なら脳の発達への影響が心配です。女性は体内の水分量やホルモンの関係でアルコールの影響を受けやすく、このため目安となる飲酒量は男性の半分とされています。また体格差によって、アルコールが分解できる量が異なりますので、体重が少ない人は基準の量より少ないほうがより安全でしょう。

そして、体質によって、お酒の強さや体への影響には個人差があります。これは**お酒を分解する酵素の有無**といった遺伝的要因によりタイプが決まっています。第3章でも触れましたが、主には次の3タイプになります。

❶ 顔が真っ赤になる下戸タイプ（日本人の1割程度＝ＡＬＤＨ2不活性遺伝子型）

アルコール分解能力が非常に弱く、少し飲んだだけで顔が赤くなる、吐き気、頭痛といった状態が起きやすい。飲酒によるトラブルリスクは低い。初めて飲むときが最も高リスクです。

❷ 顔がほんのり赤くなるタイプ（日本人の3、4割程度＝ＡＬＤＨ2低活性遺伝子型）

アルコール分解能力は高くないため、毎日飲酒を続けると健康を損なうリスクが高まります。飲み始めて1～2年は❶のような反応でも、そのまま飲み続けて耐性ができた人もこのタイプです。たとえば、上部消化管がん（食道がん）を発症しやすくなり、依存症になる人も少なからずいます。

❸顔が赤くならないタイプ（日本人の5、6割程度＝ALDH2活性遺伝子型）

アルコール分解能力が高く、気持ちよく酔えるため飲酒が習慣化しやすくがんやアルコール依存症になる危険があります。お酒に強い人は酔いへの自覚が薄くなるため、より高リスクタイプです。依存症の9割がこのタイプだと言われています。

とはいえ、アルコールの影響が必ずしも顔に出ない場合もあるので、注意が必要です。「いくら飲んでも顔に出ないからお酒に強い」と思って多量飲酒を続けていると、取り返しのつかないことになるかもしれません。そんな思い込みが、減酒への妨げになる可能性もあります。

自分のタイプを知るには？（セルフチェック法）

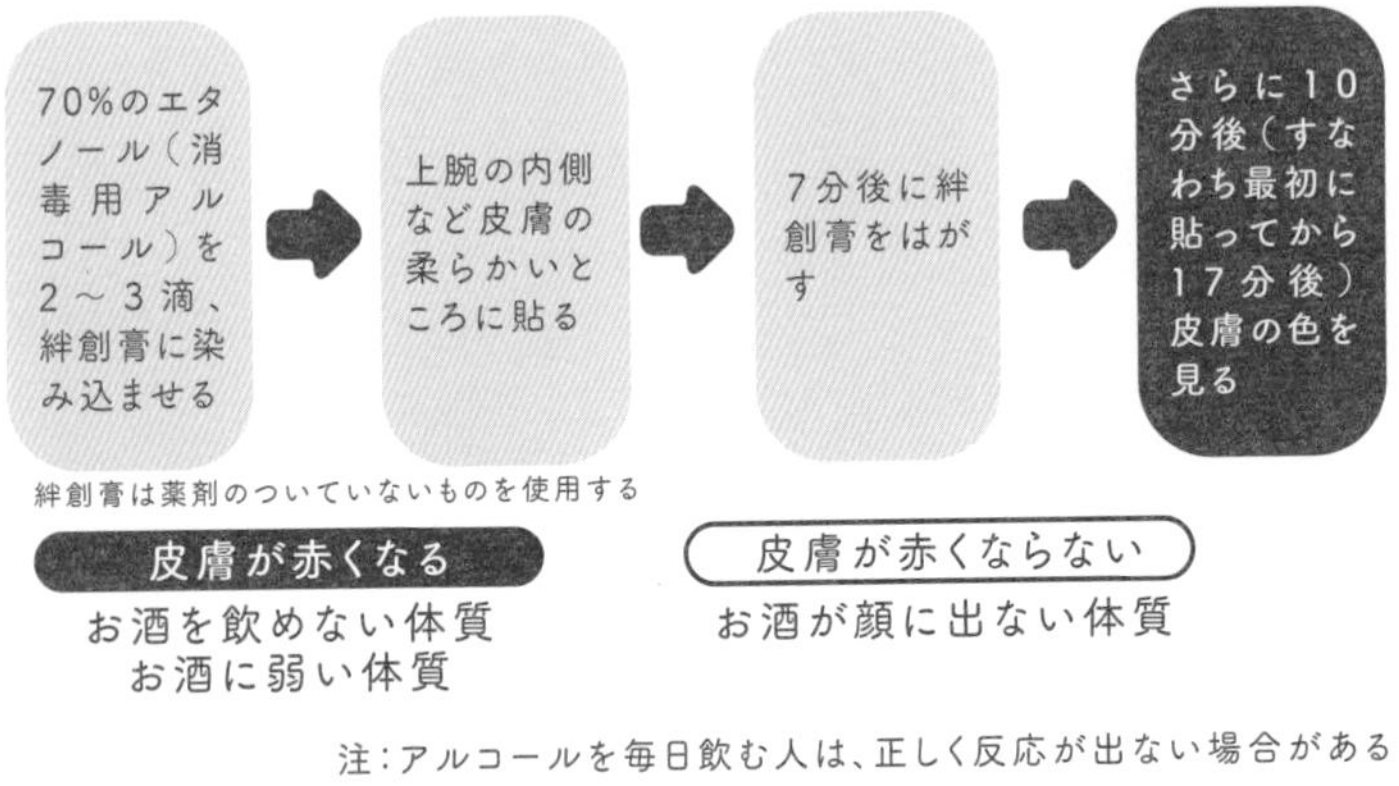

70%のエタノール（消毒用アルコール）を2〜3滴、絆創膏に染み込ませる
上腕の内側など皮膚の柔らかいところに貼る
7分後に絆創膏をはがす
さらに10分後（すなわち最初に貼ってから17分後）皮膚の色を見る
絆創膏は薬剤のついていないものを使用する
皮膚が赤くなる
お酒を飲めない体質
お酒に弱い体質
皮膚が赤くならない
お酒が顔に出ない体質

注：アルコールを毎日飲む人は、正しく反応が出ない場合がある

また、たとえ飲酒量が少なくても、がんを発症するリスクが高いなら、週に1日と言わず、こまめにお酒をお休みするほうが安心でしょう。

なお、自分のタイプは、上記のような**エタノールパッチテスト**（久里浜医療センター考案・家庭でできる消毒用アルコールを用いた簡易検査）や、最近はより正確に結果がわかる**遺伝子検査キット**も試しやすくなっています。

ノンアル＆微アルは心強い味方

「置き換え」で飲酒量をコントロール

減酒を継続させるには、「減らすぞ！」とあまり意気込み過ぎても、我慢がつらくて長続きしません。もちろん、「減らさなきゃなぁ〜」と思っているだけでは、今まで通りで何も変わらないでしょう。

そこでポイントになるのが、アルコールの「置き換え」で飲酒量をコントロールしていく方法。このとき強い味方になるのがノンアルコール飲料です。

ここ近年、ノンアルコール飲料は、ビール、酎ハイ、ハイボール、ジンなど種類が豊富。機能も充実しました。その分、楽しみ方も多様になったというわけです。

知人の70代の女性は日本酒が大好きで、昼食時も晩酌時にも0・5合を飲むのが日々の習慣でした。とはいえ、昼食後は飲んでいるので運転はできません。家の中でダラダラと過ごしてしまうことに悩んでいました。

そんな夏のある日、試しにノンアルビールを冷蔵庫でキンキンに冷やして飲んでみたら、喉越しがすごくいい。味も十分に満足できたので、その夏以降、昼はノンアルビールが習慣になり、午後も車で自由に出かけられるようになったそうです。自然に一日のアルコールの量も減っていったといいます。

この女性のように、**いつも飲んでいるお酒をノンアルコール飲料に置き換えることで減酒が進みやすくなる**事例を、外来ではいくつも見てきました。しかし、学術的な研究は世界を見渡してもまだ行われていません。

そこで私は、筑波大とアサヒビールとの共同研究として調査を実施。その調査結果を2023年10月に論文発表しましたので、ここで紹介しようと思います。

世界初「ノンアル研究」でわかったこと

調査の概要をまずお伝えしましょう。この調査は、**飲酒が週4回以上で、純アルコール量換算で男性は1日40g以上、女性は20g以上を摂取する人**を対象に行いました。対象者の総数は123人で、そのうち54人にノンアルコール飲料を無料で12週間提供。提供していない69人と変化を比較しました。実験から明らかになったのは、次のようなことです。

- ノンアルコール飲料を提供すると、飲酒量を一定程度減らせる
- ノンアルコール飲料の提供開始から12週間が経過した人の飲酒量は、純アルコール量換算で1日平均11・5g減った
- ノンアルコール飲料の提供終了後、継続してアルコール飲料をノンアルコール飲料に置き換えることができた人の割合は63％。多くの方が、ノンアルコール

Hisashi Yoshimoto et al. "Effect of provision of non-alcoholic beverages on alcohol consumption: a randomized controlled study." *BMC Med* 21(1):379, 2023

飲料をうまく活用して飲酒量を減らすことができた

私たちが最も注目したのは、従来言われてきたように、ノンアルコール飲料はアルコールの置き換えになりやすいという結果です。

この調査の対象者は飲酒習慣のある人たちですが、お酒を減らしたいと思っている人たちではありませんでした。お酒を飲む習慣がある人たちに、ただ「ノンアルの効果を調べる研究をしています。ノンアルをお配りします、試してみませんか？」と言って参加を募ったのです。

ところが、左のように、調査期間の12週間で減り続けた飲酒量は、後観察（フォローアップ期間）に入っても継続して減っています。

このことからわかるのは、**ノンアルコール飲料が手元にあれば、お酒を減らしたいと思っていなくても、自然に減らせる**ということです。それほどストイックにならなくても、ノンアルコール飲料をうまく活用すれば、お酒を楽しみながらアルコールの摂取を抑えられるわけです。

ノンアル飲料が手元にあると飲酒量が減る

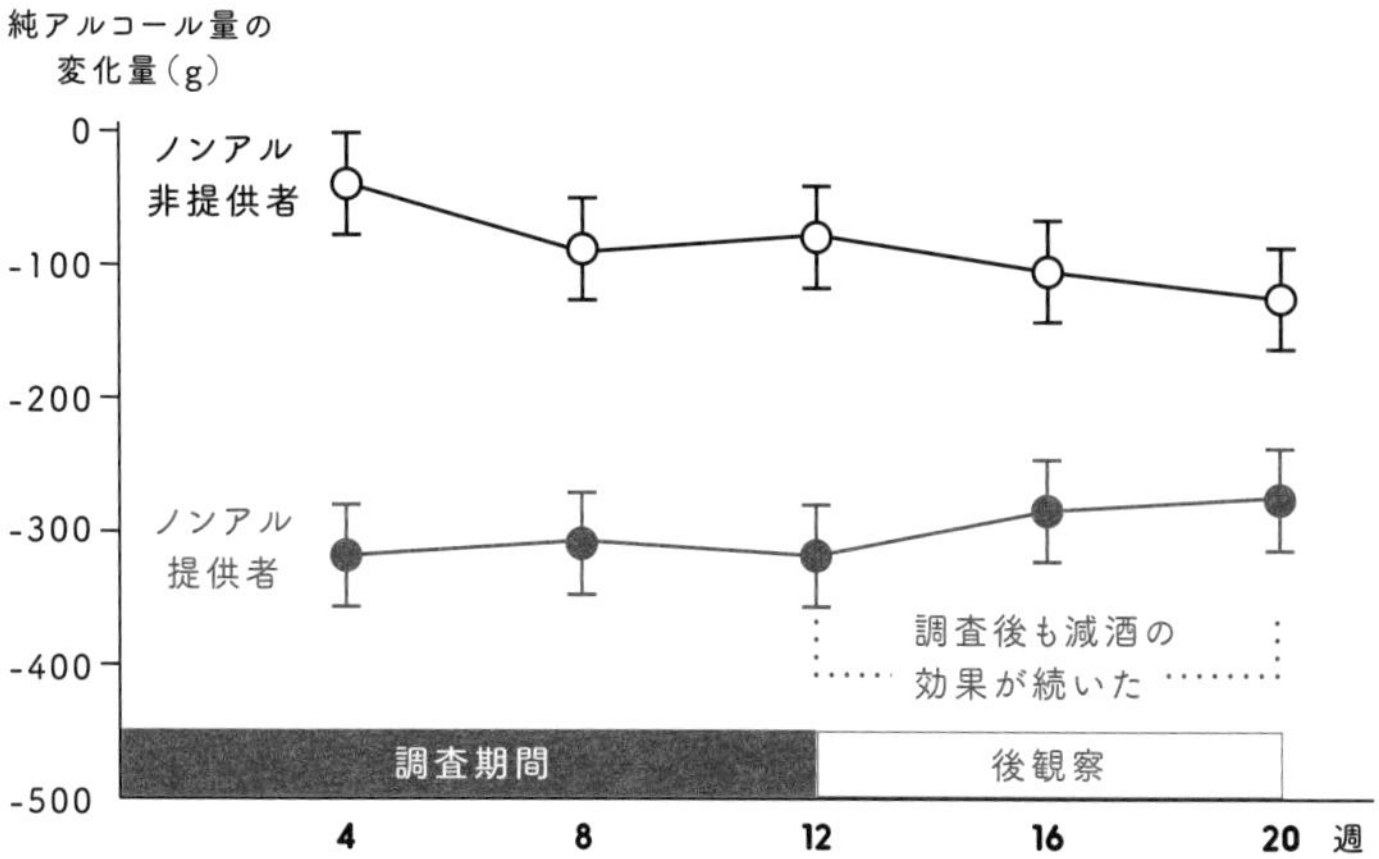

実験の概要

・応募者123人中、54人にノンアル飲料を提供。残り69人は提供せず比較するための対照群とした

ノンアル提供者 ―●―　　ノンアル非提供者 ―○―

・前観察4週間の後、「調査12週間」「後観察8週間」

・期間中は3回にわたってノンアル飲料を提供。合計4メーカーの人気商品22商品から参加者が自由に選択。上限は1カ月に3ケース

・飲酒量（種類と本数）を記録。4週間ごとに報告

・すべて終了後、ノンアル非提供者に最大5ケースを謝礼として提供

新しい飲酒スタイルが始まっている

調査対象者の方々がノンアルコール飲料を実際にどのように活用したのか、アンケートやインタビューからわかったことを紹介していきましょう。

● お酒の前にノンアルを飲む
↓ 炭酸タイプは喉越しの良さで満足感が得られる
● ノンアルを先に飲んでお酒を後に
↓ 「もう一杯飲みたいな」の誘惑を抑えられる
● 飲酒の途中でノンアルを飲む
↓ 飲み過ぎを抑えられるうえ、お酒に戻ったときのおいしさが倍増
● お酒をノンアルで割る
↓ お酒を薄めつつも、オリジナルのお酒を作れる楽しさがある

●食事との組み合わせを楽しめる
↓「ノンアルと言えばビール」は今は昔。ハイボール、ワイン、カクテル、ジンなど種類が豊富なので、食事の雰囲気を楽しめる飲料として活用できる
●〝大人の選択肢〟になる
↓炭酸飲料やジュースと異なる、甘くない大人の食事中の飲料として打ってつけ

調査では、「お酒をノンアルで割る」に代表されるような、私たちの想像を超えるようなユニークなアイデアもあり、ノンアルコール飲料の可能性を感じました。

ノンアル＆微アルとスポーツの新しい関係

ちなみにノンアルコール飲料とは、アルコール分1％未満の清涼飲料水のこと。最近は、アルコール分0％だけでなく、アルコール分1％未満の「微アル」こと微

ノンアル研究結果について海外SNSの反応

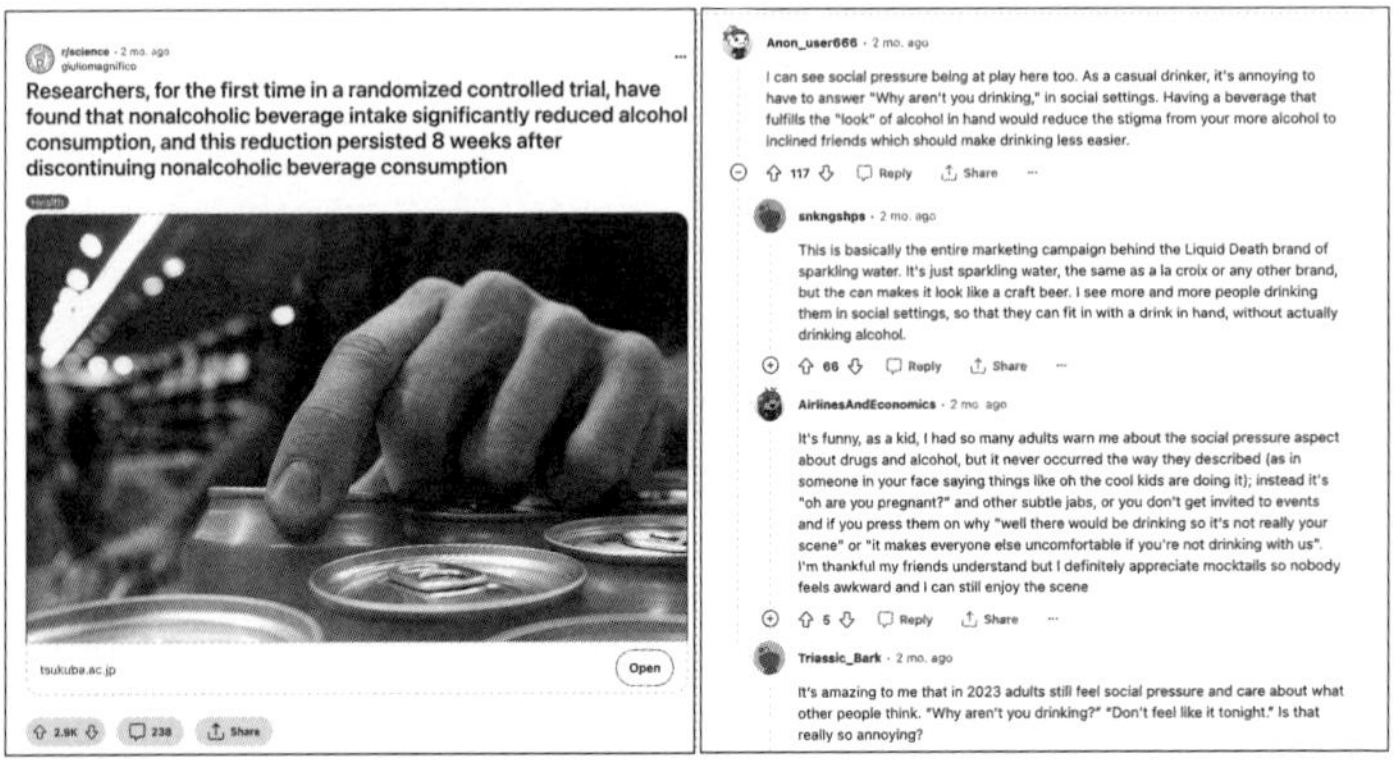

海外掲示板サイトRedditより

アルコールも飲料メーカー各社からさまざま発売されています。

そして意外なことに、こうしたノンアルコール飲料とスポーツの世界がどんどん近づきつつあるのです。

世界のトップアスリートの間では、そもそもの飲酒を控える傾向が高まっていると同時に、トレーニングやワークアウト後に飲むものが、**スポーツドリンクからノンアルコール飲料に取って代わる新しいスタイ**ルが広まっているといいます。

そのさきがけとなったドイツでは、「エルディンガー・アルコールフリー」（アルコール分0・39％）というノンアルコール飲料がもはや定番に。日本でもスポーツ用品メーカーのミズノが、アルコール分0％の「PUHAAH（プハー）」を発売しています。

私たちのこの調査はメディアに取り上げられ、世界に配信されたことで、アメリカのSNSでは「ノンアル経験者」が共感のコメントを寄せてくれました。日本でもそう遠くない未来、新しい飲酒のスタイルがスタンダードになるかもしれません。

減酒薬による治療も始まっている

保険診療で処方できる治療薬

減酒したいけどなかなかうまくいかないとき、「減酒薬」という選択肢もあります。タバコについては、すでに禁煙治療薬が一般に普及していますが、お酒についてもこれからは減酒薬による治療が広がっていくでしょう。

日本では2019年から減酒治療薬**ナルメフェン**（商品名 セリンクロ）が、低減外来・減酒外来などの医師によって保険診療で処方できるようになりました。依存度が高い人や、お酒によるトラブルが多い人、すでに肝機能の数値が良くない人などは、こうした薬の力を借りて、減酒を進めていくほうがスムースです。

減酒薬は、お酒を飲む1～2時間前に服用します。脳の報酬系に作用し、お酒を飲んだときの「楽しい！」「うれしい！」といった高揚感やワクワク感を抑えてくれる働きがあります。

患者さんからは、「お酒を飲んでいるときの、〝もっと飲みたい気持ち〟があまり高まらないので、まあこのへんでやめとこうかと無理なく終わりにできる」という声をよく聞きます。

お酒に対する欲求が弱まるため、「お酒の場や時間が以前ほど楽しくはない」という感覚もあるようで、なかには「まったくお酒を飲みたいと思わなかった」という人もいます。

3カ月で有意な減少が期待できる

カウンセリングをメインにした認知行動療法や動機づけだけの減酒は、ある程度時間がかかります。

ところが減酒薬を併用することで、多量飲酒の習慣がある方が、1週間ほどですぐに変化が現れる例も。人によって効果が異なるのはもちろんですが、飲み過ぎを防ぎ、無理なくお酒を減らしていける薬の存在が大きな助けになるのは間違いありません。

私の低減外来で減酒薬セリンクロを処方した患者さんの例を挙げると、1週間の飲酒量が104g／日（ビール350ml缶5本）だった人が32g（2本強）に減りました。1カ月の飲酒回数で見ても26・3回が18・1回に。1カ月にたくさん飲み過ぎてしまった多量飲酒回数も22・4回から8・9回に減少。3カ月後には、飲酒量が有意に減少していました。

吐き気、ふらつき、頭痛といった副作用が見られる例もありますが、医師の処方のもと安心して使用できます。新しい選択肢によって、減酒がぐっと身近になっているのです。

紙上　減酒セラピー

本章では、飲酒習慣のチェックからスタートして、ノンアルコール飲料の活用や減酒治療薬など、最新の動向についてお伝えしてきました。

でも、いざ明日から減酒に取り組むとして、いったいどんなふうに始めればいいんだろう、そんなふうに思われる方もおられるでしょう。

そこで、ここからは、実際にお酒の飲み方について悩んで私のもとに相談に来た、3人の方とのやりとりをご紹介したいと思います。タイプはまったく異なりますが、みなさん、「**お酒のことをなんとかしたい**」という思いがあって、私のもとにやって来ました。

減酒セラピー

その1

飲んでダラダラ。生活がどんどん雑に……

Aさん（家飲み派・30代・女性）

相談者情報

酒量　ワイン中心の少なめ飲酒

飲まない日　なし

悩み　飲むとやる気ゼロで、毎晩ダラダラしてしまう

減酒の相談1

「今日はどうしました？」

5年くらい前から晩酌をするようになった。晩酌って楽しいのかな、という興味本位でスタートしてそれ以来、毎日飲んでいる。休肝日はナシ。最初はビールのミニ缶だったが、今は帰宅後、夕食の支度をしながらワインを週に2〜3本。たくさん飲んでいる自覚はないが、飲むとやる気ゼロになって、夜をダラダラ過ごしてし

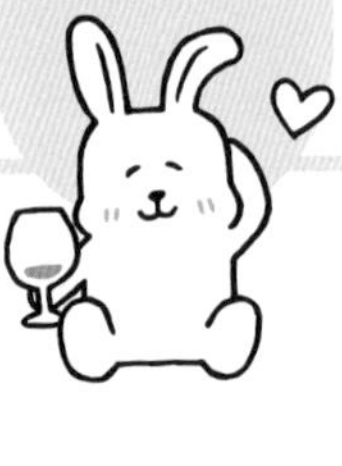

まうことに自己嫌悪。以前は、読書や仕事関係の勉強、調べものなどで夜も充実して過ごしていたのに、最近は部屋の片づけや洗濯すらできず、やるべきことがどんどん後回しに。お酒を減らそうと思っても、意外に減らせないことに気づいた。このダメな生活をなんとかしたい！　でもワインが好き！

吉　本「なんとかしたいっていう気持ち、よく伝わりました。この5年ほどの間に、たとえば、熱が出たとか体調が悪くて飲まない日が、1日か2日くらいはありました？」

Aさん「はい。仕事が忙し過ぎて、深夜に帰宅してバタンキュー、お酒を飲むことができなかったっていう日はありました」

吉　本「そういう日、ゆうべ飲まなかったから損したな〜って感じでした？」

Aさん「そんな感じではないです」

吉　本「うんうん。そういうときの体調ってどうなんですかね」

Aさん「そう言われてみれば……。正直、毎日飲んでるとひと口めで背筋がゾクッとするみたいな体調の悪さがあったり、お酒があんまりおいしくないなって思うときもあるんですよね。でも、飲まない日や前日にワイン1杯ですんだ日は、確かに翌日のお酒がすごくおいしいんです」

吉　本「ちょっと我慢するほうが、おいしく飲めるって感じですかね」

Aさん「そうかもしれないです。ワイン1杯ですんでいる日は、夕食を作り終えたタイミングで夫が帰宅して、すぐにご飯が食べられる状態なんですね。でも、時間がずれると、**作り終えて待ってる間が暇でつい飲んじゃう。**すごく飲みたいわけでもないのに、なんか手持ち無沙汰というか……」

吉　本「それがよくないのかなぁ」

Aさん「その状態になると、間違いなくワインが2杯になり3杯になり。ただぼーっと飲んで待ってるみたいな」

吉　本「その間に、ご飯の後にやろうと思っていたことを、前に持ってくるってわけにはいかないですかね。暇だから飲んじゃうって、お酒で悩んでいる人には結構多いんですよ。そういう人の中には、『**時間をつぶせれば**

別にお酒じゃなくてもいいんだ』、という人もいます。だから、『なんかやったらいいいんじゃないですか〜』ってよく言うんですけどね」

Aさん「確かに、その間に何かすればいいんでしょうけど……」

吉　本「〝暇になったらやることリスト〟を作っておいて、それを消化していく感じにするとうまくいく人、多いですよ」

Aさん「なるほど。そうすれば、たとえ飲みながら夕食を作っていても、動けそう」

吉　本「そのときに『何しよう？』と一から考えるのはめんどうくさいでしょ。だからその前にリストが完成してれば動きやすいですよね」

Aさん「リストを冷蔵庫に貼っておこうと思います！」

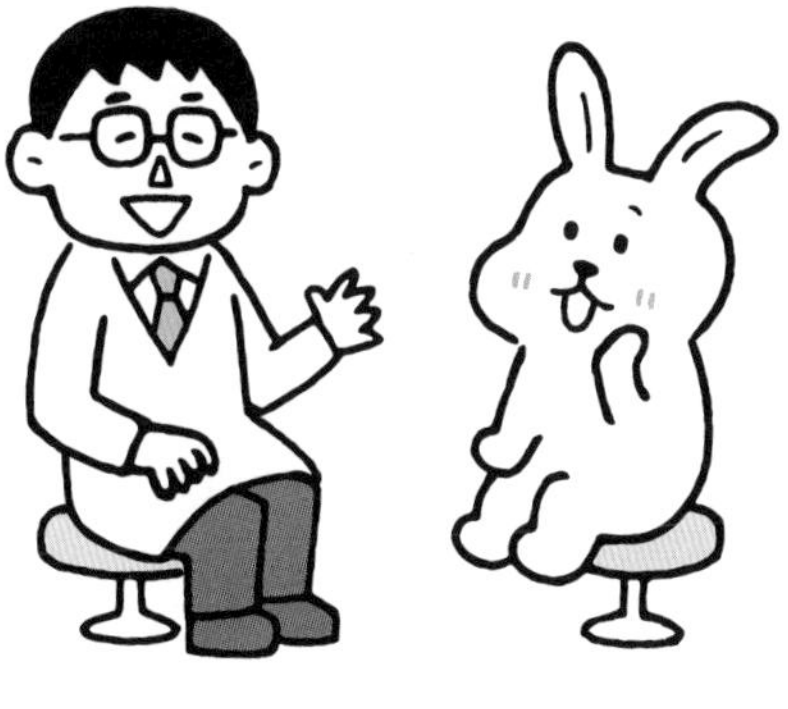

相談を終えて・Aさん

「そのままお酒を飲んでいると病気になりますよ」みたいなことは、ぜんぜん言われなかったので、ホッとしました。ちょっとは怒られたりするのかな、と思っていたので。お酒のことでもっとひどく困っている人もたくさん来てるだろうに、私のこんなちっぽけな悩みなんて聞いてもらえるのかな、って心配だったんですが、杞憂でした。お話ししているうちに、なんだか対策も見つかったので、さっそく試してみようと思います。

相談を終えて・吉本先生

Aさんには、「暇なので飲んじゃう」というところに焦点を当ててお話ししました。お酒で悩んでいる人に多い理由が、「退屈」です。手持ち無沙汰で飲酒が習慣になっている人なら1週間から2週間ぐらい飲酒の記録をつけてみると、減酒につながりやすくなるので、それをおすすめしました。

減酒の相談2

「その後どうでした？」

吉　本「お酒がゼロの日が増えてるじゃないですか〜。自分では100点満点中で何点ぐらいですか？」

Aさん「88点かな」

吉　本「おお！　いいですね」

Aさん「体が軽くなって、いい感じです。昔の私に戻ったみたい」

吉　本「100点じゃなかった理由ってあります？」

Aさん「まだそんなに完璧にはできてなくて、飲んでダラッとしてしまうこともあって。それと、飲酒記録を先生に見せるので2週間ものすごくがんばったから、この後また戻る可能性もあるかもって思ったりしたので」

吉　本「だけどすごいですよ、これは」

Aさん「友だちがノンアルビールを最近飲んでるというのを聞いたので試してみたら、結構あれってお腹にたまるんですよね。食前だとそんなにどんどん飲めないし、1缶でちょうどいい感じでした」

吉　本「ノンアルビールの味はそんなに嫌いじゃなかった？」

Aさん「意外においしかったのが驚き。ビールももともと嫌いじゃないし、喉越しがすごくいいので。しかも『お腹の脂肪を減らす』とかいうのもあるんですよ！」

吉　本「それはよかった。〝暇になったらやることリスト〟はどうでした？」

Aさん「風呂掃除とかすごく細かいことを書いて、冷蔵庫に貼りました。まああできたかなぁ。**『もう一杯』って思ったとき、確かに気分転換にはなりました。**飲まない日は、夕食の後に読書もできて、この2週間はシャキッとしたできる人みたいな感じでした」

吉　本「じゃあ結構ハッピーな感じですか？」

Aさん「はい、やればできるっていう感じですかね」

Aさんの減酒　ビフォーアフター

減酒前

日	月	火	水	木	金	土
ワイン 3杯 （36g）	ワイン 2杯 （24g）	ワイン 3杯 （36g）	ワイン 2杯 （24g）	ワイン 2杯 （24g）	ワイン 3杯 （36g）	ワイン 4杯 （48g）
ワイン 3杯 （36g）	ワイン 2杯 （24g）	ワイン 3杯 （36g）	ワイン 2杯 （24g）	ワイン 2杯 （24g）	ワイン 3杯 （36g）	ワイン 3杯 （36g）

（ ）は純アルコール量

減酒後

日	月	火	水	木	金	土
ワイン 3杯 （36g）	ノンアル ビール ＋ ワイン1杯 （12g）	ワイン 1杯 （12g）	ワイン 2杯 （24g）	ノンアル ビール （0g）	ワイン 2杯 （24g）	ワイン 2杯 （24g）
ワイン 2杯 （24g）	ワイン 2杯 （24g）	ノンアル ビール （0g）	ワイン 2杯 （24g）	ノンアル ビール ＋ ワイン1杯 （12g）	ワイン 2杯 （24g）	なし （0g）

（ ）は純アルコール量

- 飲んでいるときは暇を避ける
- やることリストを冷蔵庫に貼っておく
- ノンアル飲料を活用する

吉　本「自分を褒めてあげないとね。どうですか、我慢してる感じとかあります？」

Aさん「そういう感じではなかったです。何日かは以前たまに弾いてたピアノも再開できたので、夜の時間が楽しくなってきました」

吉　本「よかったら演奏した動画でも見せてください」

Aさん「ありがとうございます！　お見せできるくらい弾けるようになったらうれしいですね。がんばろうかな」

吉　本「日記って、書くの好きですか？」

Aさん「はい。もともと日記みたいなもの書いているので、そこにお酒のことを書いたりするのでもいいですか？」

吉　本「もちろんです。ついでにちょっと書いとくみたいなほうが、むしろ続くかもしれませんよ」

Aさん「このまま続けていこうかと思います。あの、先生のところにまた来てもいいですか……」

吉　本「はいはい、いつでもどうぞ〜」

相談を終えて・Aさん

褒めてもらえてすっごくうれしい！　お酒のちょっとした悩みをこんなに聞いてもらえることなんて今までなかったです。〝暇になったらやることリスト〟と飲酒日記、続けます。

相談を終えて・吉本先生

飲酒をレコーディングするメリットは、自分のお酒の量を客観的に見られる点と、あとで感想を直接聞ける点の２つがあるように思います。そのために通院していただいても大丈夫ですし、減酒にくじけそうになったときに、過去の自分のがんばりや、やりとりしたことなど思い出していただくためにもありだと私は考えています。

減酒セラピー
その2

会食、接待。飲むのも仕事のうちなんです

Bさん（外飲み派・40代・男性）

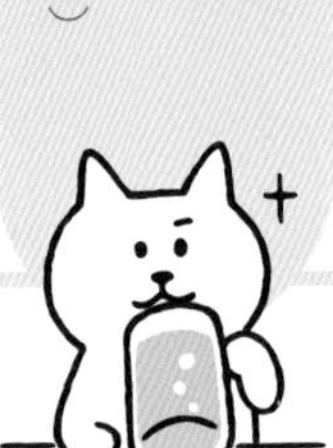

相談者情報

酒量　会社経営者で日頃から酒席が多く、お酒の場が大好きで飲み過ぎてしまう。「ピッチが超速い」と周囲からよく言われる

飲まない日　というか、二日酔いで飲めない日が、週1回

悩み　中性脂肪のD判定を家族（妻・中学生の息子）が心配して「お酒を減らしたら」と常々言うので、専門家のアドバイスをもらおうかなと

減酒の相談1

「今日はどうしました？」

仕事柄、飲む機会が多く、平日夜はほぼ会食、接待、社員と飲み会。週末は家族と外食で飲む。ここ数年、飲み過ぎで翌日はつらくて飲めない日がある。5年以上、

健康診断の中性脂肪がＤ判定。家族が心配するので自分も少し気になり始めたのと、実は飲んだ翌日たまに背中が痛いことなどが気がかり。健康でいたいけど、あくまでも仕事の飲みなので減らすのは難しい。このままで大丈夫なのかなという不安はあるが、とにかく酒席が好きで元気の素。

吉　本「健康診断の数値にＤ判定があるんですね。それが5年以上続いているとのことですが、今日、相談しようと思ったのはなんでなんですかね？」

Ｂさん「家族がね、Ｄ判定だよやばいよって、すごく言うので」

吉　本「それはご家族から大事にされてるってことですよね。仕事の飲みが多くて社員の方ともよく飲むとのことですが、みなさんは飲んでるとき何か言ったりしますか？」

Ｂさん「**『ピッチ速過ぎ！』ってよく指摘されます。**いじられてる感じかも（笑）。一緒に楽しく飲んでます」

吉　本「みなさん言わないけど、ちょっと心配しているのかもしれませんね。やっぱりなんだかんだ言って、社長さんがいなくなったら社員は困るわけですから」

Bさん「まあ……。そうですね」

吉本「でも社長さんの立場だと、酒席ってどうしても多くなっちゃいますよね」

Bさん「そうなんですよ。最初の乾杯ってビールじゃないですか。その後もビールだけで過ごせるんだったら、最後までビールで切り抜けるようにはしてます」

吉本「すごい、工夫されてるんですね」

Bさん「え？　これって工夫なんですか？」

吉本「もちろん！　こういう小さなアクションがきっかけで減酒できる人はたくさんいるんですよ。でもそれってどうして始めたんですか？」

Bさん「前は相手に合わせて飲むお酒を変えていってたんですけど、そうすると最後かなり酔っ払うじゃないですか」

吉本「お酒の席は好きだけど、あんまり酔いたくはないって感じですか？」

Bさん「ああ、そうなのかな。考えたことなかったです。**でも二次会、三次会まで絶対に行きますけど**」

吉　本「そもそも飲み会に参加するかどうかは、ご自分で決めてるんですか？」

Bさん「基本的には。取引先との会食を社員が設定して、私に声をかけてくれることもあります」

吉　本「その回数をちょっと減らすことはできますか？」

Bさん「うーん……」

吉　本「たとえばですけど、こういう会には出るけどこういう会は任せるよと、部下の方に伝えておくとか。何かできそうですか？」

Bさん「……考えてみます」

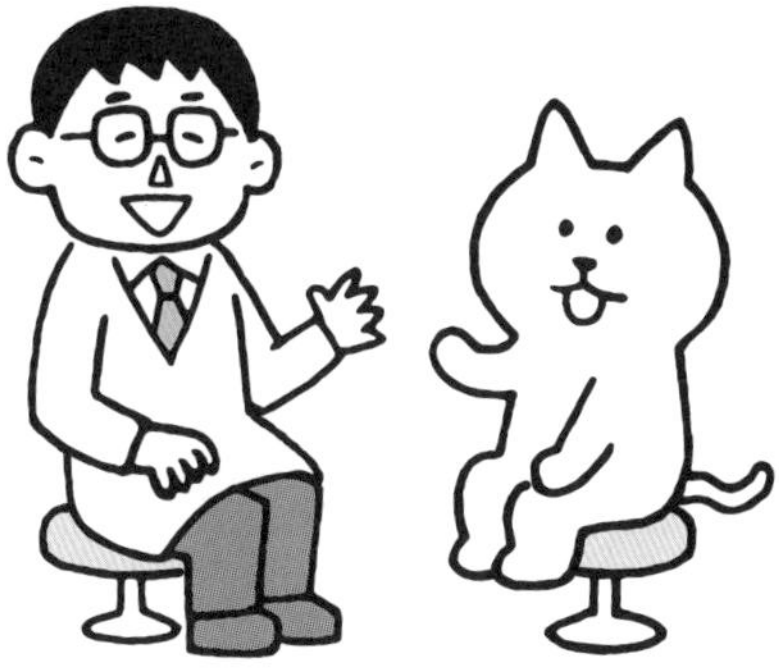

相談を終えて・Bさん

乾杯からビールで通してちゃんぽんで飲まないようにするのが「工夫」だと言われて驚きました。それと、「あんまり酔いたくないって感じ?」っていうのは、図星かもしれません。家でグデグデになるまで飲むようなこと、今までほとんどないですし。いろいろな気づきがありましたが、現実的に何ができるか……。

相談を終えて・吉本先生

Bさんは、お酒の場の雰囲気が好きで、その雰囲気づくりをとても大切にしておられる。一緒に飲む方への気遣いがある分、周りの影響を受けやすい。こういう方は、酒量を減らすのが難しいタイプと言えます。減酒へのポイントは、酒席の回数や飲み方のコントロールになります。どんな工夫をしてくださるか、次にお会いするのが楽しみです。

減酒の相談2

「その後どうでした？」

吉　本「おや⁉　1週目に2日続けて「飲まなかった日」が⁉　すごいじゃないですか！」

Bさん「20年近くなかったことかもしれないです（笑）。先日のお話を受けて、飲み会を減らすということをとりあえずやってみたらどうなるかな、と」

吉　本「どうやったらできました？」

Bさん「飲み会の誘いが入りそうだったので、周囲には『**この日はちょっと用事がある**』と前もって伝えておきました。案外すんなり帰れました。自分としても、明日は飲むぞーっていう気持ちでいたので、それほどつらくなかったです」

吉　本「ご家族の方、喜んでたんじゃないですか？」

Bさん「どうなんでしょうね。驚いてはいましたけど」
吉　本「2日間飲まないと、体調はどうでした？」
Bさん「体調はまあ、ラクだったかな。それと、飲み会が減ることで、お酒を減らせているのがわかりやすく目に見えるので、そこは家族にとって安心感にはつながるのかな、と感じましたね」
吉　本「お仕事柄、ある程度は仕方ない面もありますよね。ところで、2週目は全体的に量も減っていますね」
Bさん「多少、我慢してみましたけど、ずっと続けられるかどうか……」
吉　本「ピッチは意識しました？」
Bさん「あ、すっかり忘れてました。つい習慣で、自分の速さで飲んでましたね」
吉　本「ひと口飲んだらグラスを置くとか、グイグイいけるジョッキや大きなグラスのお酒をオーダーしないとか、いろいろできると思いますよ。飲む前にしっかり食べておくことも、飲み過ぎを防ぐ方法です」
Bさん「なるほど。でも長年の習慣でついグイグイいっちゃうんですよね」

Bさんの減酒　ビフォーアフター

減酒前

日	月	火	水	木	金	土
ビール2杯（26g）	ビール2杯 日本酒3合 ビール4本（172g）	ビール5杯 ワイン3杯 ビール5本（201g）	なし（0g）	ビール5杯（65g）	ワイン2杯 ビール4本（104g）	サワー2杯（36g）
ビール5杯（65g）	ビール3杯 ワイン2杯（63g）	ビール6杯 ワイン5杯 ビール3本（198g）	なし（0g）	ビール3本（60g）	ビール5杯 ビール4本（145g）	ビール2缶（40g）

（ ）は純アルコール量

減酒後

日	月	火	水	木	金	土
ビール2杯（26g）	ビール3杯 日本酒2合 ビール4本（163g）	ビール3杯 ワイン3杯（75g）	なし（0g）	なし（0g）	ワイン3杯 ビール4本（116g）	ビール2缶（40g）
ビール1本（20g）	ビール2缶（40g）	ビール5杯（65g）	なし（0g）	ビール3本（60g）	ビール2缶（40g）	ビール2缶（40g）

（ ）は純アルコール量

・飲むペースを落とす
・酒席の回数を減らせないか見直してみる
・なるべく薄いお酒（ビールなど）で通す

吉　本「お酒で体を壊すことも嫌ですけど、体を壊して飲み会に参加できなくなることってもっと嫌じゃないですか？　まったく飲んではいけない体になってしまった状態で、酒席にいるって想像したら、それもかなりつらいんじゃないですかね」

Bさん「……確かに。それは嫌だなぁ……！　今度は飲む速度を遅くする工夫をしてみます。できるかどうかわからないけど、**お酒をやめなきゃいけないわけじゃないんだから**、ちょっとの我慢だから」

吉　本「そうです、そうです。いろいろなこと、試してみてください」

相談を終えて・Bさん

家族に健康診断のD判定を心配されたのが相談のきっかけでしたが、先生はそのことにはほとんど触れませんでした。「飲酒の習慣を変えれば大丈夫」と言ってもらえたような気がします。とにかくピッチをいかに上げずに飲めるかが、自分の場合、最大のポイントだと気づきました。

相談を終えて・吉本先生

相談に来られる方の中には、Bさんのように、家族など周りの人の心配がきっかけのケースも多いです。その場合、まず本人が医師から言われた言葉に、「なるほど！」「確かに！」と納得できたときに初めて「お酒のことをなんとかしないといけない」と考えられるようになります。医師としては、「この方にはどんな言葉が一番刺さるだろうか」と考えながら、お話を聞いています。ご本人が話す内容の中に、必ず解決のヒントがあるのです。

Bさんの場合は経営者という立場上、飲み会の場や雰囲気をとても大切にしています。健康リスクについてお話ししたところで、飲むのをやめようとは思わないでしょう。これからもずっとお酒の場を楽しむための小さな改善が減酒への近道です。

減酒セラピー、その3

飲み過ぎてます。でも、断酒には抵抗アリ

Cさん（家飲み派・50代・男性）

相談者情報

酒量　ハイボール缶を平日10本以上、休日20～25本が基本。ウイスキーと炭酸水で〝自作〟するときは何杯飲んだかわからなくなる

飲まない日　なし

悩み　お酒が原因で運送業を休職中。なんとか復帰したい。肝硬変が進んでいるので、健康面も心配。家族にも迷惑をかけていて申し訳ない

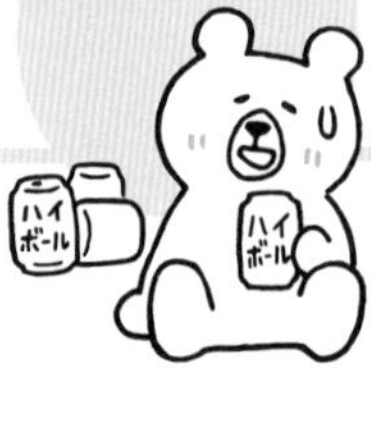

減酒の相談1

「今日はどうしました？」

お酒の飲み過ぎで休職せざるを得なくなった。ここ4～5年、さまざまな医療機関を受診したが、「断酒しなさい」と言われることに抵抗があり、自分で努力して

もなかなかうまくいかない。精神科での治療入院は嫌だと断固拒否し続けていたら、総合診療科に減酒外来というのがあると教えてもらった。

吉　本「お酒を減らすために、これまでどんなことを試されました？」

Cさん「よく言われる休肝日とか、ハイボール缶の数を減らすように我慢したりとか」

吉　本「いろいろやってきたんですね、すごいじゃないですか。休肝日はどうでした？」

Cさん「うーん、**何回かうまくいったけど、やっぱ飲みたくなって飲んじゃうんだよね**」

吉　本「飲むのはいつも缶？」

Cさん「ウイスキーと炭酸水で作ることもあります。正直、お金が続かなくて」

吉　本「うんうん、家で作るとコスパがいいですもんね」

Cさん「それと、妻に文句を言われるんですよ。空き缶がたまって捨てに行くの

が大変だって。早朝の誰にも会わない時間帯に、こっそり捨てに行って
くれているみたいです」
吉　本「なんでそこまでたくさん飲んじゃうんでしょうね？」
Cさん「途中から何を飲んでるのかもわから
ない感じなんだけどね（笑）」
吉　本「それ、もったいなくないですか？」
Cさん「そう思うけど、酔わないと眠れない
から……」
吉　本「お酒が少ないと、眠れない感じです
か？」
Cさん「そうですねぇ」
吉　本「**お酒を減らす助けになるお薬がある
んですけど、試してみます？**」
Cさん「お酒をやめなくてもいいの？」

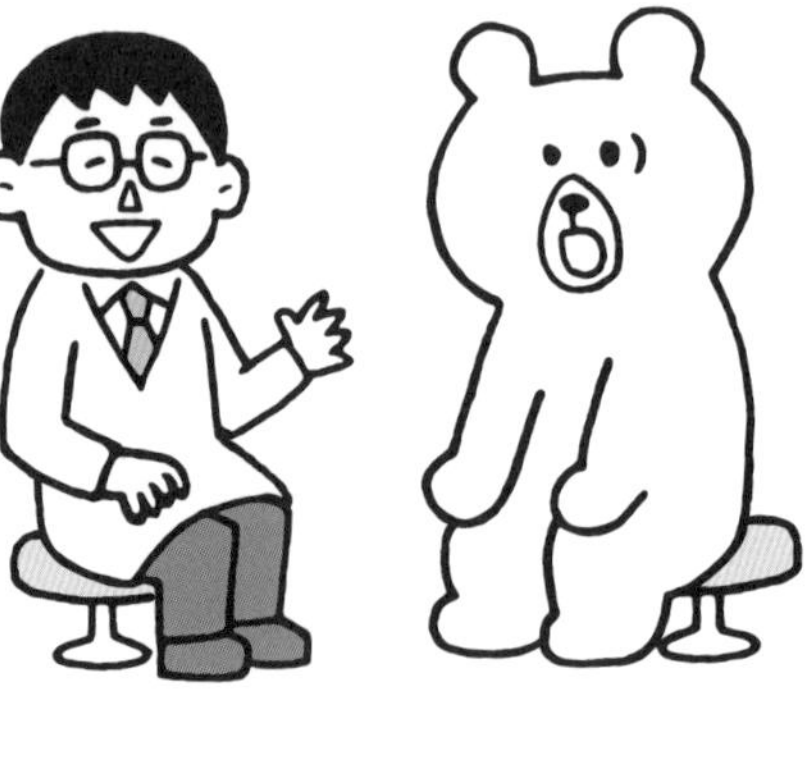

吉　本「**やめてみるのと、減らすのと、どちらができそうですか？**」
Cさん「……やめる自信はないですが」
吉　本「やめなくても大丈夫ですよ。まずは減らしてみましょう」
Cさん「じゃあ、減らすお薬を試してみたいです」

相談を終えて・Cさん

お酒をやめるのではなく減らすのなら、やれそうな気がする。先生から一度も「やめなさい」と言われなかったので、逆に前向きな気持ちになれました。これまで何年もがんばってきたけど同じことの繰り返し。薬の助けで変われるならと、やる気に火がつきました。

相談を終えて・吉本先生

アルコール依存症に近い方の多くは、お金が続かなくなって外飲みから家飲み（購入した缶や瓶）へ、そして最後に〝自作〟（ウイスキーや焼酎を瓶買い）へと行きつきます。でも自分で作るとお酒が濃くなり酒量も増えやすいので、注意が必要。このCさんのようにアルコール依存度が高く、これまで自分で努力してきたけれど改善が難しかった方の場合でも、減酒できる方法は必ずあります。その方法の一つが、「減酒薬」や「睡眠薬」の活用です。

減酒の相談2

「その後どうでした？」

吉　本「この2週間、自分ではどうですか？」

Cさん「ハイボールの缶を4本でやめられた日があったんですけどね……」

吉　本「どれくらいにしたいと思っていたんですか？」

Cさん「本当はゼロにして、先生に褒めてほしかったんだけど」

Cさんの減酒　ビフォーアフター

減酒前

日	月	火	水	木	金	土
ハイボール 20本 (400g)	ハイボール 10本 (200g)	ハイボール 10本 (200g)	ハイボール 13本 (260g)	ハイボール 11本 (220g)	ハイボール 10本 (200g)	ハイボール 15本 (300g)
ハイボール 17本 (340g)	ハイボール 10本 (200g)	ハイボール 12本 (240g)	ハイボール 11本 (220g)	ハイボール 10本 (200g)	ハイボール 10本 (200g)	ハイボール 13本 (260g)

( )は純アルコール量

減酒後

日	月	火	水	木	金	土
ハイボール 8本 (160g)	ハイボール 8本 (160g)	ハイボール 6本 (120g)	ハイボール 4本 (80g)	ハイボール 7本 (140g)	ハイボール 7本 (140g)	ハイボール 10本 (200g)
ハイボール 12本 (240g)	ハイボール 7本 (140g)	ハイボール 6本 (120g)	ハイボール 5本 (100g)	ハイボール 8本 (160g)	ハイボール 14本 (280g)	ハイボール 9本 (180g)

( )は純アルコール量

- 飲む前に減酒薬を服用
- 酔わなくても眠れるように睡眠薬を服用
- その日飲む量を決めて別容器に移し替える

吉　本「いや、これでも立派だと思いますよ」

Cさん「でも、これも薬のおかげです。もうやめなきゃって思わなくても、ある程度飲むと、**今日はこれくらいでいいかな**って感じになるんです。夜も睡眠薬ですっと眠れていますし」

吉　本「そう。ちゃんと効いてるみたいですね」

Cさん「はい。それでもときどき、飲みたい気持ちが高まってしまうときがあるんですよね。最近はハイボールの缶がなくなったらそこで終わりにできていたのに、なぜかその日は我慢が効かなくて。自分で作り始めたら、ものすごく飲んでしまって……」

吉　本「おいしかった？」

Cさん「おいしかった（笑）!!」

吉　本「それはよかった（笑）。自分で作って飲むときは、前もって量を決めて、別容器に移しておくとうまくいく人が多いです。その量の分は、薄くしても濃くしてもよしってことにして。追加しないことだけは守ってください」

Cさん「はい、工夫してみます」
吉　本「飲むのが少なかった日、体調はどうでした？」
Cさん「快調でした。**飲まないとしんどくなるようなことがなくなった**ので、夜まで飲まずに過ごせました」
吉　本「気分的にはどうですか？」
Cさん「元気が出てきた感じ。家からこの病院まで結構時間かかるけど、通院する気満々です」
吉　本「うれしいですねぇ。今の感じで続けられそうですか？」
Cさん「まだ自信ないけど、とにかく通院しながらならなんとかやれそうです」

相談を終えて・Cさん

断酒しなくていいんだという安心感が、今は一番大きいです。薬でお酒が減らせるということにも驚いています。おかげさまで体調も良くなってきたので、これからもできるだけ飲む量を減らして、肝硬変の治療も進めたい。飲み過ぎて早死にはしたくないです。今まではお酒のことが一番で、他のことはあまり考えられなかったんだなと実感しています。

相談を終えて・吉本先生

飲酒量が多く依存度が高い場合、やはり意志の力だけでお酒を減らしていくのはなかなか難しく、それなりに時間もかかります。何年もの間、飲酒の問題で悩み、「やればできる」「やっぱりダメだ」の間で揺れ動いて苦しんでいる方も多くおられます。

Cさんのように、すでにお仕事を休職して健康面でも問題が出ている場合には、減酒薬を使って早めにお酒を減らしていくことをおすすめします。眠れない場合は、睡眠薬も処方します。

こうして目に見えて飲酒量が減ることで、多くの方が自信を取り戻し、率先して目標を立てて減酒にどんどん前向きになっていきます。Cさんの場合は、肝硬変もあるので、最終的にはできるだけ断酒に近づけていきたいですね。

第5章

もう後悔しない。失敗しない。飲み方のコツ

～酒席を楽しむために～

お酒は飲み方しだいで最高に楽しくもなれば、大惨事にもなります。

場の雰囲気になじみながらも飲み過ぎないコツ、ハメをはずしそうなシチュエーションでのコントロール術、自分の適量や限界を超えない飲み方、

本章では、家飲み派も外飲み派も活用できる減酒の知恵をまとめました。

基本的なコツ

飲む前に食べる

お酒を飲み始めるときに胃の中がからっぽだと、アルコールの吸収スピードが速く、酔いやすくなります。アルコールは主に小腸で吸収されるので、胃に食物がないとそれだけ早く小腸に到達してしまうからです。

飲む前に食べておくと、酔うのもゆっくりになります。胃の中に食べたものが残っていると、胃が袋の役目をする状態になるからです。先に食べて、**お酒がなるべく胃にとどまる状態を人工的に作る**。そんなふうにイメージして、「飲む前に食べる」を基本にしましょう。

先に食べておくと、お腹も満足して気持ちも満たされます。お酒のおいしさを味わいながら、ゆったりと酒席を楽しめる余裕が持てるようになります。

好きなものなら何でも、少しつまんでから飲むようにしてください。空腹だと落ち着かないので、どこかで軽く蕎麦を食べてから酒席に向かう、という人もいるようです。

飲んでいるときに酒量を把握する

減酒でまず意識したいのが、飲む量です。酔っ払うまで飲みたいという欲望に負けないようにするには、自分の酒量を決めておくこと。しらふのときに飲んでいい量を先に把握しておき、それを意識しながら飲むことです。

ここでいう酒量とは、もちろん**純アルコール量**を指します。普段からよく飲むお酒の純アルコール量をインプットしておくと、飲む際に調整しやすくなります。外食でカロリーをもとにメニューを決めるのと同じように、お酒についても純アルコール量の目安を身につけていきましょう。

飲み会の場合は、「今日はビール2杯」「日本酒1合だけ」など、周囲に宣言しておくのも一つの方法です。

なるべく薄いお酒を飲む

量とともに大切なのが、お酒の濃さです。アルコール度数が高いお酒を最初から一気に飲むと、酔いが回りやすく、脳の働きにも影響を及ぼし、理性で抑えていたものがあっという間にはずれてしまいます。

純アルコール量のことも考えると、**度数が高いお酒は、ちょっとだけしか飲めませんね。**でも、割って薄めてアルコール度数を低くすれば、1杯で終わりということはありません。薄いお酒ならたくさん飲んでいいというわけではありませんが、やや多めに飲んでしまっても大丈夫なものを選ぶほうが安心です。

とくに、アルコール度数が高いうえに安価なタイプのストロング系は、コスパが良いのが人気の秘密ですが、飲み過ぎにつながりやすいので注意が必要です。

飲むペースを落とす

「ピッチが速い」と飲酒量が増えます。常にグラスや缶が手にあるとグイグイいきがちですから、ひと口飲んだらグラスや缶をテーブルに置く、料理を手前に置いてお酒に手が届きにくくするなどの工夫を。こうした自分なりの「作法」が確立していくと、減酒に役立ちます。

何を飲むかでもひと工夫できます。お湯割りなど速いペースで飲めないもの、外飲みならあえて他の人と変えて、オーダーしてから手元に来るのに時間がかかるようなものを選んでもいいかもしれません。

もともと飲むペースが速い人は、お酒だけペースを落とそうと思ってもうまくいきません。そういう人は、食べる、歩く、話す、他もペースが速い人が多いように思います。まず、生活全体のあらゆる速度を「ゆっくりペース」に切り替えていくようにしてみるといいでしょう。

水を合間に飲む

どんな種類のお酒でも水と交互に飲むことを心がけると、減酒につながりやすくなります。水をたくさん飲んだからといって、お酒の量を減らさなければ摂取する純アルコール量は減りませんが、飲むペースは確実に落とすことができます。

ミネラルウォーターだけでなく、炭酸水もぜひ活用を。水に炭酸のシュワシュワ感がプラスされるだけで、喉越しのよさを楽しめます。

いつも**お酒の隣に水や炭酸水を置いて飲む**ことを、習慣にしましょう。

ノンアルや微アルを活用

お酒を飲み過ぎず、おいしく楽しんでいくために必須とも言えるのがノンアルや微アルです。水でもよいのですが、これらを活用すると、より減酒のバリエーションが増えます。最近は種類も豊富でどんどんおいしくなっています。

第4章（170ページ）でも紹介したように、**ノンアルをお酒の前もしくは後に飲む、飲酒の途中で飲む、お酒を割る**など多様な活用方法があります。いろいろ試して、自分の飲酒習慣に合った方法を見つけましょう。

お酒を買うときはノンアルも買うと決めて、「アルコールとノンアルはセットで」を心にとめておくと、減酒がスムースになります。手が届きやすく目につきやすいところに常備しておくことで、お酒の置き換えが手軽にできます。

飲んだ後食べるのはほどほどに

飲んでいると、糖の分解よりアルコールの分解が優先され、血糖値が下がります。脳がエネルギーとして利用する唯一の物質であるブドウ糖が足りなくなるため一時的に低血糖傾向になるのです。

このため飲んだ後にラーメンやおにぎりなどの炭水化物を体が欲するのは、理にかなっているとも言えるのですが、**高カロリーのものをドカッと食べると太りやすくなります。**当然、健康に悪影響を及ぼします。

飲み過ぎて酔っ払うと、気分が解放的になり、食べたいという欲求にまっしぐらになりがち。そうならないためにも、適度な酒量にとどめることが肝要です。

家飲みのコツ（晩酌）

一日の「量」を決める

家飲みで気をつけたいのは、**時間の制限を設けにくい**ことです。テレビやYouTubeを見ながらダラダラと飲み続けていると、どれだけ飲んだかわからなくなります。家でリラックスしている状態で時間を区切るのは難しいでしょうから、飲み過ぎないためには一日の量を決めて飲む工夫が必要になります。

冷蔵庫には、一日分のお酒しか入れないようにします。たったこれだけで、「あともう1缶」の誘惑を断ち切れます。

焼酎や日本酒、ワイン、ウイスキーなどは飲む量をあらかじめ別の容器に移しておくと、何杯（何合）飲んだかわからなくなったり、ちゃんぽんで飲み過ぎるのを防げます。

お酒をお休みする日を決める

晩酌の習慣がある人が、一日の飲酒量に加えて意識したいのが、お酒をお休みする日を作ること。とはいえ、「飲まない日を作ろう」と漠然と考えているだけでは実現しづらいので、たとえば**「早く帰れる○曜日はあえて飲まない」**と具体的に決め、お酒以外の楽しみを予定に組み込むのがコツです。

ドラマやアニメなどの鑑賞、読書、ネットサーフィン。家にいて飲みたい誘惑に駆られそうな場合は、ジムやランニングなどで体を動かす。映画や観劇などの前売りを購入しておく。飲酒せずに一人で楽しめること、飲まない人と一緒に過ごすことでお酒から離れやすくなります。

一週間のうちに飲んでいる日数から、まずは1日減らしてみましょう。そこから週2日に、もっとできそうなら、飲むのは週末だけに、というふうに段階を踏んでいきます。体調の良さやパフォーマンス力のアップが実感できるようになったら、減酒が生活になじんできた証拠です。

お酒の買い置きをしない

お酒は単品買いよりも箱買いのほうがコスパが良いだけでなく、「いつでもお酒が家にある」という安心感を得られます。まとめて買うほうがお得なのはその通りですが、身近にお酒があればあるほどお酒の誘惑も強くなってしまいます。ディスカウントストアやネット通販での大量買いはやめて、**都度買い**を基本にしましょう。

とくにネット通販は、「わけありワイン一掃セール」「全国地酒飲みくらべセット」などお酒をお得に大量に購入できるチャンスにあふれています。地方の酒屋や酒蔵が運営するネットサイトに登録していると、「ほとばしり出た超鮮度の無濾過生原酒を味わえる！」「蔵開き限定酒を先行予約受付」など、魅力的過ぎるお知らせが頻繁に届くこともあるようです。

お酒を安くたくさん買えるお得情報を自分から取りにいかない、魅惑にあふれるお酒情報が入ってくる仕組みを作らないということも大切です。普段飲まない珍しいお酒や濃いお酒が家にあると、お酒への好奇心が断ちづらいでしょう。お酒の買い方の見直しも、減酒を進める大きなポイントです。

あえてミニボトル

ウイスキーや日本酒、焼酎の大瓶を1本開けてしまうと、「早く飲まないとだめになるから」と、それが口実になって飲み過ぎる傾向があります。

好きなお酒の種類にもよりますが、いつもの缶ビールや缶酎ハイだけでなくときどきウイスキーや日本酒が飲みたくなるという方は、ミニボトルやミニチュアボトルを買うというのも一つの方法です。

大瓶や大ボトルと違い、「**飲み切らなきゃ**」というプレッシャーから解放されますし、多種類楽しめます。少々割高ですが、一度にいろんな種類の高いお酒を楽しめるというメリットもあります。

ノンアルや微アルは無制限

冷蔵庫でお酒を冷やす習慣がある場合、「入れておくお酒の数は今日飲む分だけ、ただしノンアルは無制限」というルールにします。そして、ノンアルの定位置はお酒よりも目につきやすい場所に。「**あともう一本飲みたい**」と冷蔵庫を開けたとき、ノンアルに置き換えしやすくなり、無理な我慢の必要なく満足感とともに飲酒時間を終えられます。

休日でも朝からは飲まない

朝から飲んでしまうと量が増えるので酔いが深くなり、無為に時間が流れていきます。楽しい経験ができるはずの手持ちの時間をお酒だけに費やすのは、とてももったいないことです。休日の朝から飲むのが楽しみになっている人は、飲んでしまうとできない予定を先に入れてしまいましょう。そうすることで、少なくとも朝から間断なく飲む習慣を変えていけます。

休日の明るいうちから飲むのが大好きな人は、**せめてランチタイムまで待ち**、お酒メインではなく、食事メインにお酒を添える程度の飲み方を。休みの日に飲みたい欲求を全開にしてしまうと、週明けのリカバリーも大変になります。

外飲みのコツ（仕事・プラベート両方）

帰宅時間を決めておく

外で飲み過ぎないためには、**滞在時間のコントロール**がカギです。楽しい時間をギュッと凝縮させるポイントになるのが、帰宅時間の設定。自分の中で帰宅時間を決めておくと、際限なく飲み続けるような事態を避けられます。

とくに外で飲み始めたら楽しくなって、結局、最後までいたくなってしまう人は、まず帰宅時間を決めることから減酒に取り組めます。

滞在時間が決まれば、酒量だけでなく予算も目途が立つので、散財を防げます。うっかり終電を逃して、タクシーの列に並ぶようなリスクも避けられるでしょう。

☑ できれば２〜３時間で切り上げる

お酒を飲んでいる時間が短くなれば、お酒の量もおのずと減ります。帰宅時間の設定と同時に大切なのが、長時間飲まないということ。できれば2時間、長くても3時間程度を目安に、帰宅時間を決めましょう。

途中で切り上げることに慣れてきたら、**「最初の一杯だけ」**というのもアリです。短い時間でも、顔を出して楽しく過ごせば、人間関係も良好に保つことができます。

☑ 帰るコールをお願いする

自分の意志だけで、時間で切り上げるのが難しそうなときは、周囲に協力を仰ぐのも一つの手です。帰宅時間を家族に宣言して出かけるだけでも、その宣言が脳に刻まれ、行動を調整しやすくなります。

家族や恋人、友人に駅まで車で迎えに来てもらうよう「門限」を設定する、アラーム的にメールや電話をお願いするといった方法も。**本当はそろそろ失礼したいと思っていても言い出せない**人は、ぜひこのような工夫をしてみてください。こうした習慣をつけることで、減酒へ意識を向けていけます。

一次会で帰る

それでもなかなか時間で帰宅時間を区切るのは難しい、という人もいるでしょう。そんな人は、切りの良いタイミングで帰る。仕事でもプライベートでも、「一軒で終わりにする」「一次会で帰る」のほうがうまくいくかもしれません。

最初から「今日は一次会だけ」と宣言しておきます。自分の中で決意したうえで周囲にも宣言しておかないと、「じゃあ二次会の最初だけ」となり、結局、最後まで飲んでしまいます。酒席を途中で抜けるというのは、かなり難度が高いと心得ておくほうがいいですね。

仕事の飲みで二次会不参加は心苦しく感じるかもしれませんが、場を仕切ってくれる人は必ずいます。仕事だからこそ他の誰かに任せ、二次会を遠慮しても大丈夫という発想の転換をしていきましょう。

飲み放題に乗せられない

長時間の飲酒を避けるなら、時間制・定額制の飲み放題が最も合理的だと思うかもしれませんが、これには落とし穴があります。

「たっぷり好きなだけ飲んで元を取らないと損だ」という心理が働くため、実は飲み過ぎを誘発しがちです。私たちの研究では、飲み放題システムは、そうではない飲酒に比べて飲酒量が1・6倍になると報告しています。

飲み放題は、お酒の種類が豊富で、コスパが最高。大人数の場合は代金回収がラクで、幹事にはとてもやさしいシステムです。しかも、時間もたいてい2～3時間制なので、減酒をしていても参加しやすいですよね。

Kawaida K, Yoshimoto H et al. "The Use of All-You-Can-Drink System, Nomihodai, Is Associated with the Increased Alcohol Consumption among College Students: A Cross-Sectional Study in Japan." *Tohoku J Exp Med* 245(4):263-267, 2018

ただし、参加する際は、お酒をちゃんぽんしない、普段飲まないお酒を頼まない、ラスト5分のところで濃いお酒をグイッといかないなど、飲み過ぎない注意が必要です。周囲につられず、自分流の飲み方を貫きましょう。

「○時以降はノンアルに切り替え」と決める

外飲みでどうしても切り上げられないなら、「○時以降はノンアルに切り替える」「アルコールとノンアルを交互に頼む」「お酒は2杯まで、それ以降はノンアル」というふうに、**自分なりの飲み方のルールを作る**ことでノンアルを大活用できます。

最近は、飲食店のメニューにノンアルの種類が増えました。かつてはノンアルビール一択でしたが、今はワインに酎ハイ、カクテルとさまざま。ノンアルという選択が世の中に浸透しています。ウーロン茶やソフトドリンクでは物足りないとき、ノンアルは料理をおいしくいただきつつ場の雰囲気も楽しめる、酒席での強い味方になってくれます。

あまり飲めないと宣言してしまう

お酒の席では、あらかじめ「あまり飲めない」と宣言しておけば、周囲から「あまり飲めない人」認定してもらえます。顔見知りがいない初対面の飲み会や会食では、最初から「乾杯のビールで酔っ払う」「ノンアルならいけます！」「飲み会はだいたいジンジャーエールです」と具体的に伝えます。そうすれば、遠慮なくノンアルやソフトドリンクで過ごせ、お酒を注がれて困ることもないでしょう。

本当は飲めても「あまり飲めない人」宣言すると、自分自身の意識も変わります。**「飲めないキャラ」を楽しむ**つもりで、トライしてみてください。

日頃からよく飲んでいる会社の仲間や友人との会合では、「今日はあまり飲めない」「最近ぜんぜん飲めなくなった」と繰り返し伝えて、徐々に「あまり飲めない人」へスライドしていきましょう。自分の意志が揺らぎそうなら、もしくは、あまり信じてもらえそうもなければ、親しい間柄だからこそ、「お酒を減らそうと思っている」

と「減酒宣言」してみるのも手です。

酒量が少ない人を真似る

大勢で飲むときは、自分より飲まない人、あまり飲まない人、ぜんぜん飲まない人の近くに座り、その人をお手本にしてください。その人がペーサーとなり、自然に飲酒量を減らせます。

一対一の場合も、相手が自分よりもゆっくりペースならそれに合わせます。相手が飲むお酒が一種類の場合、自分も同じように好きなお酒一種類で通せば、ちゃんぽんを防止できます。**減酒につながりそうな相手の良い点**を見つけ出してお手本にするのが、楽しく飲みながらお酒を減らすコツです。

あえてグラスを空けない

時間をかけてゆっくり飲んでグラスを空にしないのも、酒量を減らすコツです。一緒に飲んでいる相手から「次、何か頼む？」と聞かれても、慌てて飲み干さず、自分のペースで楽しめていることを伝えるといいと思います。いつまでも1杯目のグラスが空かないと、相手が気にするのではと感じる必要もありません。その場を楽しめていれば、それが相手に伝わります。

1杯目のグラスが空かないと、お店の人が「お酒のほうがいかがですか？」とすすめてくれることもありますが、「**まだ大丈夫です**」と対応すれば自分のペースを守れます。外飲みはお酒が増えてしまう誘惑が何かと多いわけですが、自分のペースができてくれば乱れにくくなります。

高いお酒を少し飲む

量を減らすのが難しいときは、高いお酒を少し頼んでみてください。一気に飲み干すのがもったいないので、時間をかけてじっくり味わうことができます。たとえば、100円の板チョコならバリバリかじってしまうところを、高級なチョコレートなら1粒ずつ大切に食べたくなりますね。お酒もときに奮発すると、自分の飲み方を見直すきっかけになるのです。

高いお酒ですから、「1杯だけ」と腹をくくりやすくなるのがいい点です。家飲みでも、いつも発泡酒の人は普通のビールにするなどして工夫できます。

飲まない分、コミュ力でカバー

「飲めない人は仕事ができない」とよく聞きますが、本当のところどうなのでしょう。一緒に飲んだ共有体験が仕事上の成果に結びつくということがあるのなら、本質的には、お酒をたくさん飲むかどうかの問題ではないはずです。

酒席が盛り上がるのは、お酒の力ももちろんありますが、その場の話題や雰囲気が楽しいからでしょう。一緒に過ごすことで、初対面の相手とも一気に心の距離を縮めることができます。

とくに、仕事がらみの飲み会では、場をうまく回してくれる人は有り難いですよね。話が途切れてシーンとしてしまったときや、話がシビアな方向に流れていきそうになったとき、サッと話題を切り替えたり、気の利いた冗談で笑いを取ったり。酒席に欠かせないのは、こうしたコミュニケーション力がある人です。

酒席でお酒を控えていれば、冷静に周囲を見ることができます。飲まない分、コミュ力でカバーすればそれでいいのです。

情報収集に徹してみる

自分から積極的にコミュ力を発揮するタイプではない場合、聞き役に徹するのも一つの方法です。仕事の飲み会なら、先方の話にじっくり耳を傾けて情報収集。あるいは、インタビュアーになったつもりで話を深掘り。自分の話をしたい人も多いですから、**耳を傾けていればどんどん話してくれる**でしょう。ダイレクトに仕事の役に立つ情報が得られる可能性もあります。

人間観察をするにも酒席は打ってつけです。上司や先輩、後輩など、身近な人をじっくり観察していれば良い発見ができて、あまり飲まなくても酒席が退屈ではなくなります。

幹事の仕事を極める

飲み会の幹事は、事前のお店選びや日時・人数調整のみならず、当日も何かと役割があります。席順決め、料理や飲み物のオーダーや調整、会費回収など、**ゆっくり飲んだり食べたりしている暇はありません**。そこで、酒席に参加する際は、あえて幹事や幹事補助を務めると、酒席での飲み過ぎを防げます。

大勢の酒席の場合、お偉方の近くや奥まった席に座ってしまうと、身動きできず飲むしかない状態になりがちです。酒席の端から全体を観察できたり、自由に移動できたりする幹事役を極めれば、飲まない酒席も楽しめます。

第6章

お酒に振り回されないライフスタイルを作る

〜今すぐ始める減酒生活〜

飲酒日記（レコーディング）をつける

記録するだけで減らせる!?

減酒をしたいすべての人におすすめするのが、飲酒の記録です。どんな形でもいいので記録を取ると、自分の飲酒習慣を客観的に把握することができます。

以前、「レコーディング・ダイエット」が話題になりましたね。食べたものを記録するだけで体重が減る。記録することでメニュー選びを工夫できたり、高カロリーのものや甘いものの量をちょっと減らせたり、食事の時間帯にも気をつけることなどができ、ダイエットがしやすくなるというものです。

減酒もダイエットと同じように、自分の飲んだものを記録すると、それまで無意

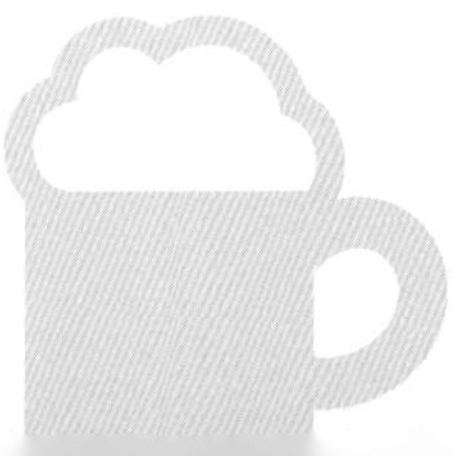

識だった行動が可視化されます。

低減外来の患者さんに「どれくらい飲んでいますか？」と尋ねたとき、「平日は缶で○本くらいかな」と答えてくれる方もいますが、「わからない」「正確には覚えてない」という方も少なくありません。

でも、「**ちょっとメモしてみませんか？**」と提案してみると、自分の飲酒量を改めて把握して「こんなに……」と驚かれ、記録を継続してくれることがほとんどです。

これまでの私の外来での経験から言うと、「書ける範囲でいいですよ」「メモで十分」と伝えたら、みなさん何かしら書いて持ってきてくれます。

日本人はメモや記録を好む傾向がありますし、「お酒のことをなんとかしたい」と切実に思っている方ほど取り組みやすいのが、飲酒記録なのだと思います。

アプリで手軽に減酒

記録をサポートしてくれるツールがスマホで手軽に使える減酒アプリです。最近はさまざまな減酒アプリが開発されていることをご存じでしょうか。

カレンダー形式で飲酒量を記録できる。純アルコール量を計算してくれる。簡単な感想が書き込める。アプリによっては、減酒で減らせたお金や摂取カロリーを教えてくれたり、ＡＩが励ましてくれるといった機能がついています。

また、減酒ではなく断酒を目的とするアプリには、何日飲んでいないかがわかるタイマー機能があり継続の励みになります。いくつか紹介しましょう。

●「減酒にっき」（監修・吉本尚）

大塚製薬が提供している減酒アプリ。飲酒量の記録、任意の日記、目標設定等、ひと通りの機能が揃っている。減酒薬使用の有無も記録できる。

●「うちな～適正飲酒普及啓発カレンダー」

沖縄県の自治体が独自に開発し提供しているアプリ。一日の純アルコール量の基準を超えているかどうかがわかりやすい。

手軽に減酒ができる機能が充実

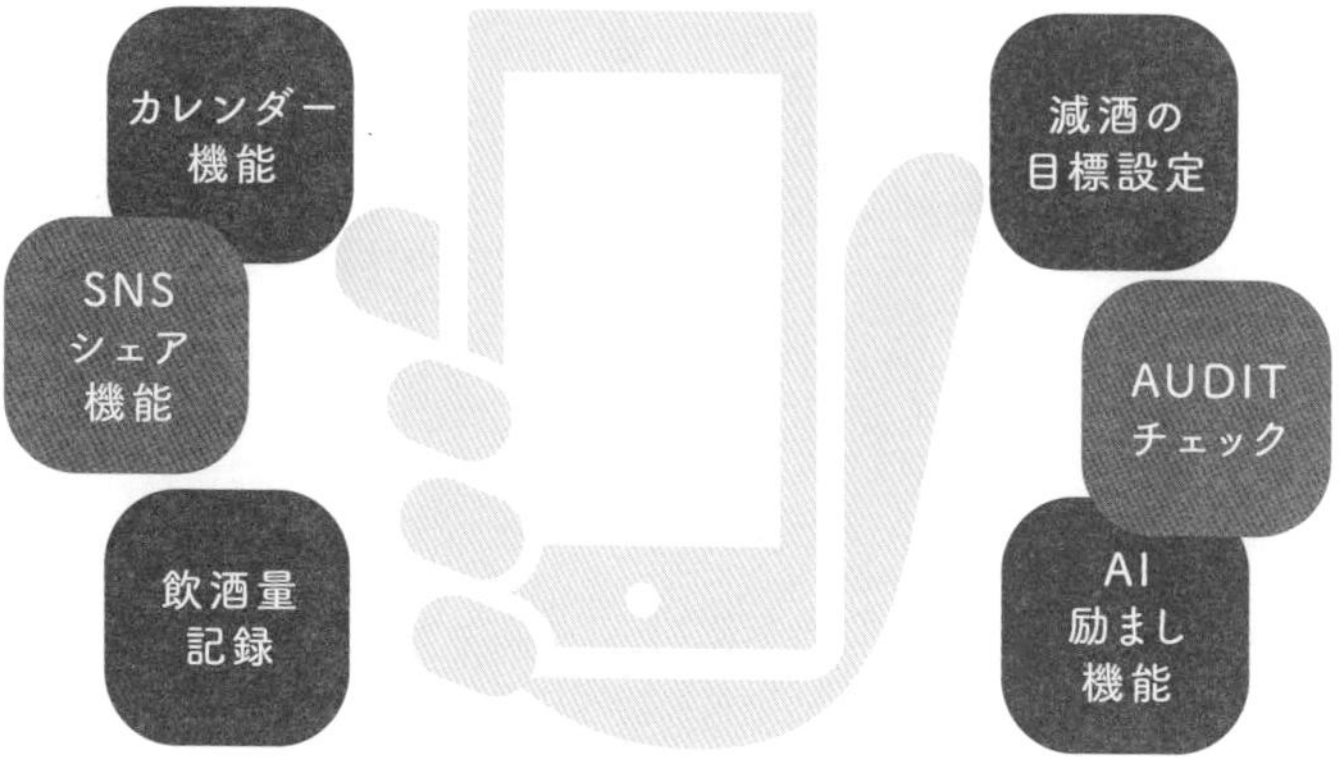
カレンダー機能
SNSシェア機能
飲酒量記録
減酒の目標設定
AUDITチェック
AI励まし機能

●「飲酒量レコーディング」

アサヒビールが開発したオンライン上の飲酒量管理サービス。カレンダー形式による飲酒量、飲酒履歴、健康診断項目などが入力できる。

もっとシンプルに、1行日記や普段使っているカレンダーアプリや日記の隅に酒量を書き込むだけでもOKです。

リビングのカレンダーや家族のスケジュール管理カレンダーに記入すれば、「減酒宣言」にもなりますし、家族とも情報共有がしやすくなります。

実践するうえで知っておいてほしい大事

なことを2つお伝えしておきます。

●2週間続けること

まずは2週間を目指してください。そうすると傾向と対策を見つけやすくなります。続けられそうなら、ぜひ飲酒記録を毎日の習慣に。

●正直に書くこと

飲み過ぎた現実を記録するのがつらく、つい少なめに書きたくなるのが人情ですが、そういうときも**「本当の量」を記録する**ように心がけましょう。正直に書けばそれだけ、減酒できたときのモチベーションが上がります。

飲酒を記録するまで、自分が飲んでいるお酒のアルコール濃度を知らなかったという声をよく聞きます。記録することでお酒を知り、お酒との付き合い方を変えていけます。まずは自分の飲酒量や飲酒習慣を記録することが、減酒への第一歩です。

飲む引き金を知って未然に防ぐ

多量飲酒のトリガーは「HALT」

普段なら我慢できるのに、なぜかたくさん飲んでしまうときがある。お酒を飲みたい欲求に強く駆られてしまうことは、誰にもあると思います。飲酒記録によって、**自分がどんなときに飲み過ぎる傾向があるのか**も見えてきます。実はこの点が、記録を取ることのとても大きなメリットです。

お酒に対する欲求が高まるとき、次の4つの引き金があると言われています。

H→Hungry（空腹）

A→Angry（怒り）

L→Lonely（孤独・暇・退屈）

T→Tired（疲労）

4つの英単語の頭文字をとって「HALT」（ハルト）と呼ばれているこの状態は、どれも心身がストレスを感じている状態です。

お酒を飲むトリガーは、人によってそれぞれでしょう。嫌なことを紛らわすため、イライラや漠然とした不安を解消したくて、することがなくて時間を持て余して……。身に覚えのある人も多いと思います。

ちなみにこのHALTは、英語では「**立ち止まる**」という意味。自分にとってどんなことが飲酒の引き金になりやすいのか、客観的に知るためのチェックポイントとして、この4つの状態を覚えておくと飲み過ぎ防止に役立ちます。

メリットとデメリットを書き出してみる

なかなか減らせない、うまくいかないと思ったら

お酒をやめたいけどなかなか決心がつかないときや挫折しそうなとき、お酒のメリットとデメリットを書き出してみてください。表にするとベストですが、メモ書きでも十分です。

ある30代の方は、書き出してみて「意外に飲むメリットが見つからない」ことに気づきました。「**あれ？　なんでこんなに飲んでんだろう、俺**」と思ったことがきっかけで、お酒の場にいても以前ほどは飲まず、その場の雰囲気を楽しみながら時間を過ごせるようになったといいます。

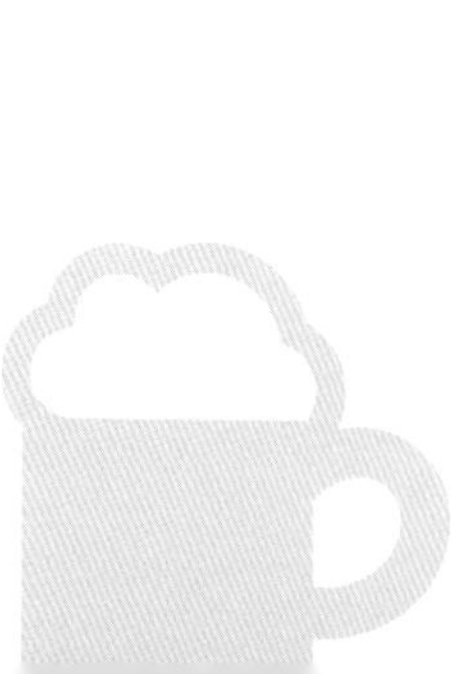

飲酒のメリット・デメリットを書き出してみる

メリット

〇くつろげる

〇楽しい

〇仕事相手と距離を縮められる

デメリット

×二日酔いがつらい

×お金がかかる

×あっという間に時間が過ぎていく

×太ってきた

×猫の世話が雑に

⋮

若い年代ではお酒のメリットに「飲むってかっこいい」という理由を挙げる方もいますが、年齢を重ねるとそうした発言はあまり聞かれなくなります。お酒の楽しみ方は、環境や年齢などによって変わるということでしょう。

そうした自分の変化をチェックするためにも、書き出す作業が役立つのです。

デメリットに多いのは、飲むと怠惰になる、時間がすぐ過ぎる。二日酔い、体調の悪い日が多いなど、健康面の問題もよく挙げられます。

書き出すたびにいつも出てくる要素は、記憶にインプットされやすくなります。

こうしてメリットとデメリットを書き出せば、デメリットを最小限に抑えるために、どんな行動を取ればよいかが見えてきます。

量を減らすのか、飲むものを変えるのか。飲むタイミングなのか。何かの行動に置き換えるとよいのかなど、やり方を試行錯誤することも大事なプロセスです。

飲み方の目標を決める

「いつまでに」より「いつから」が大事

減酒のモチベーションをキープするために欠かせないのが、目標設定です。良い目標の立て方は、なるべくハードルを低くすること。絶対に達成できそうなことから始め、小さな目標が達成できたら次の目標を作るというふうに、ステップを踏んでいくのがいいでしょう。

たとえば、お酒の量に関する目標であれば、「500ml を350mlに」。飲酒回数であれば、「外飲みの回数を週1回減らす」などと、具体的に数値を設定してみます。

ただ、その目標を達成するまでの日数や時間を「いつまでに」と、期限を設けなくてもいいと私は考えています。

断酒の場合は、お酒がゼロになるのが目標ですから期限を決めるとやりやすいのですが、減酒の場合はちょっと違います。

飲む量が少なくなったその状態をキープできれば、それは成功です。でもそこは最終のゴールではなく、もっと減らせる可能性があるかもしれませんし、もしかしたらお酒をやめる選択肢も出てくるかもしれません。

そういう意味では、減酒は時間的な締め切りを設けるともったいない。なかなかスムースにお酒を減らせず、途中で苦しくなってしまう方も少なくないのです。

終わりを決めるよりも、**「この減酒のトライをこの日から開始します」**と、開始日を決めるほうが功を奏する人が多いように感じています。

定期的に自分のがんばりを確認する

「減っている日」にフォーカスを

何週間も減酒にトライしてがんばってきたのに、ワッと飲んでしまう日があると思います。ついたくさん飲んでしまったときは、「せっかく順調に減っていたのに元の木阿弥だ」と落ち込みますよね。

でも、そんなときこそ、それまでの記録を見返してみてほしいのです。「お！この日はワイン1杯ですんでいる」「すごっ！　2日連続で飲まない日が！」というふうに、忘れてしまっているけど、「お！」「すごっ！」と思えるような日が少なからずあるはずです。

がんばろうと思っている人ほど、自分がうまくいかなかったときのことにフォーカスしてへこたれてしまいます。飲酒記録を振り返るときも、お酒が特別に多い日や妙に増えてしまった数日間ばかりに注目してしまうのです。

もしも、自分がそういうタイプだと感じたら、記録の見方をちょっと変え、**お酒が少ない日に注目して、自分を褒めてあげてください。**

「この週末あたりから2日、3日引きずって飲んじゃったみたいだけど、その後はしばらく飲み過ぎてないのは偉い！」

「酒豪が集う仕事がらみのあのパーティで、ビールだけに抑えられたのは大金星！」

という具合に、飲酒記録を見返して、自分のいいところ探しをしてみましょう。

こんなふうに、定期的に自分のがんばりを褒めてあげられるのも、飲酒記録というデータベースがあるからこそです。

減酒仲間を作る

お酒についてオープンに語ろう

お酒を減らしたい人たちがつながり合えたら、減酒はもっとやりやすくなると思います。お酒好きがお酒を減らすのは簡単なことではありませんが、減酒仲間がいれば心強いでしょう。

たとえば、いつも飲んでいる仲間同士で、**減酒のノウハウや失敗体験&成功体験を伝え合う**。飲酒記録やアプリを見せ合う。普段の飲み会でも、そのようなテーマを共有できたら、飲み会に新しい目的をプラスできそうです。

その際、お互いにどれくらい飲むのかわかっている人同士のほうが、隠し事なく

減酒について語り合う取り組みの一例

そろそろ、あなたのお酒、
減らしてみませんか？

北茨城
減酒サポート
グループ

開催日　2023年11/2(木)18：00

「お酒を減らしたい。やめたい。」
仲間が集まって自身の体験を明るく分かち合います。
アルコール医療スタッフも同席するので、お酒に関する
正しい知識も学べます。

♡対象者　お酒をやめたい・減らしたい方
大切な人（友人、ご家族）の飲み方が気になっている方
♡会場　元気ステーション研修室（住所：北茨城市中郷町上桜井844-6
オンライン　Zoomミーティング ID 860 3277 3172
♡お申込　下記までお気軽にどうぞ。
※オンライン(Zoom)参加の方も事前申し込みが必要です。

☎0293-44-7111　Eメール: genki.st.2017@gmail.com
①参加者名②連絡先(電話またはメール)③ミーティング用ニックネームをおうかがいします。

参加費無料！

当日参加OK！

11/2　13：00申込締切

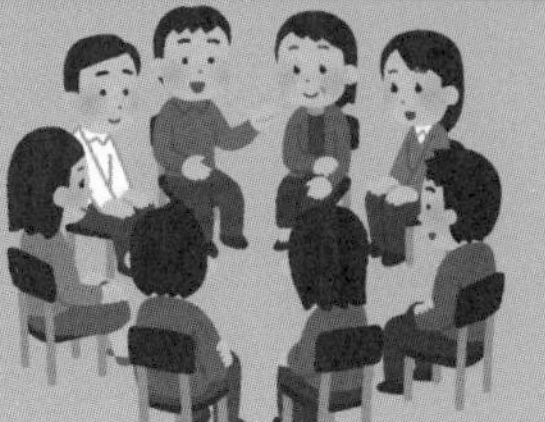

Zoom参加はこちら↑

主催：筑波大学地域総合診療医学　担当：新田(医学医療系助教・公認心理師)
共催：北茨城市民病院附属家庭医療センター・北茨城市役所

ざっくばらんに話せます。うまくいったことを自慢してもいいし、健康診断の結果を愚痴ってもいいし、反省会をしてもいいのです。

もちろん、楽しくなって飲み過ぎるのは避けてほしいのですが、お酒についてオープンに語り合う時間は、減酒したい人にとって良い作用があると思います。

アルコール依存症に近い方、アルコール依存症から回復した方が集う断酒の自助会や自助グループはたくさん存在します。しかし、減酒を目的とするものはこれまでありませんでした。そこで、2023年11月、北茨城市に開設したのが減酒を主目的とした全国初の回復グループ「**減酒サポートグループ**」です。

減酒という同じ目的を持つ人たちの集まりは、参加者にとっても共感しやすく安心感があります。たくさんの患者さんを見てきたからこそわかるのですが、減酒を目的とする人たちは、断酒を目標とする人とは異なる悩みや葛藤を抱えています。

全国に減酒外来や低減外来が増え、「飲まない生き方」に注目が集まる今、こうした減酒の自助グループも増えていく可能性があります。減酒も断酒も個人で解決しようとすると難しい面があります。私自身もさまざまな活動を模索中です。

お酒をなるべく視界に入れない

冷蔵庫内もリビングも模様替え

冷蔵庫を開けると、一番手に取りやすい場所にお酒が冷えている。疲れて帰宅した夜や猛暑の日、この状態で飲まないでいるほうが難しいでしょう。

冷蔵庫の中だけに限りません。リビングのキャビネットにズラリと並ぶお酒のボトル。キッチンの一角に設《しつら》えたおしゃれなワインセラー。お酒が好きな方の中にはお酒コレクターもいて、お酒を眺めているだけでうれしくなると聞いたことがあります。

もしも、あなたの家がこのような状態ならば、できるだけお酒を視界に入れない

ような工夫をしてみてはどうでしょう。お酒はストックせず、その日に飲む分だけを買うようにします。買い置きをするなら、ストッカーや押し入れなどを使い、お酒を飾る棚などはいっそのこと処分。断捨離や模様替えは、**ライフスタイルを変えるきっかけ**になってくれます。

お酒のいただきものが多い場合は、外からお酒が入ってこない状態を作りましょう。お酒好きな人は、友人・知人が好きなお酒もよく覚えているようです。一緒に楽しく飲んだ記憶が、相手にもずっと残っているからでしょう。

お中元やお歳暮でお酒をいただく機会が多いなら、「最近、あまり飲まないので」「めっきりお酒に弱くなって」と折を見てひと言伝えてみます。健康上の理由かもしれないと、相手が気遣ってくれるかもしれません。

そして、これから出会う人には、自分が好きなお酒を公言しないようにします。「お酒にそれほど関心がない人」を〝演出〟するつもりでいると、魅力的なお酒が届く回数も、飲み会に誘われる頻度も、抑えることができそうです。

飲まない人と友だちになる

人間関係に焦点を当ててお酒を減らす

「飲み友だち」とよく言いますが、「飲まない友だち」は減酒の強い味方になります。

お酒を飲む人が、お酒をたしなまない人と食事をすると、おのずと酒量は減るのではないでしょうか。

相手が飲まなくても自分は飲むという人でも、たくさんは飲めないでしょう。互いの飲みのテンションが上がっていくような相乗効果が、起こりづらいからです。

それに、お酒を飲まない人やほどほどにしか飲まない人は、会食の場で「飲む」より「食べる」がメインになります。

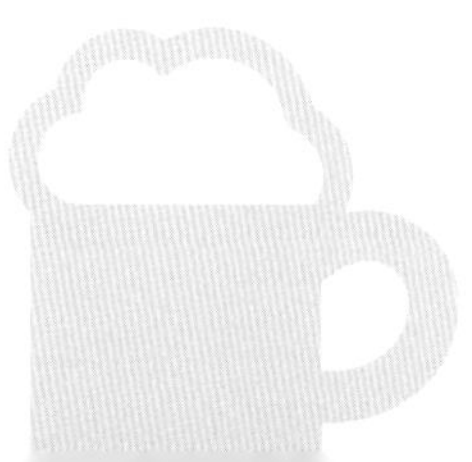

相手につられて食べることにも注意が向けば、おのずと大量に飲むこともなくなります。これは、ほとんど食べないで飲み続ける「飲み友だち」とは異なる、「飲まない友だち」と共有する時間が持つ大きなメリットです。

「人と会う」＝「飲む」というのが悪いわけではありませんが、人生は人間関係で作られる面が多分にあります。人との付き合い方に焦点を当ててみると、意外にお酒の問題がスッキリ片づくこともあります。

飲む人とはあえて昼間に会う。

夜はなるべく飲まない人たちの中に交じってみる。

お酒を介さない付き合いから、新しい楽しみが見つかるかもしれません。

飲酒するとできないことをする

お酒以外のことにどんどんトライ

お酒をやめたいなら、お酒から離れるのが一番です。でも、距離を置こうとすればするほど、お酒の魔力によって引き寄せられてしまいます。「減らそう」「やめよう」と決め、それを目標にするとつらくなるので、**お酒以外の他のことを考えるよう**、私はよくおすすめしています。

たとえば、お酒を飲んでしまったらできないことを積極的にやってみるのはどうでしょう。車やバイクの運転、スポーツジムのクラスの予約を入れておくなど、試せることはたくさんあります。私の患者さんにも、自動車通勤に変えたことで外飲みが減り、家では家族の手前それほど飲めないため、結果的に全体の飲酒量を減らせた人がいます。

子どもの塾や習い事の送り迎えを自分が担当して、週末のダラダラ飲みを改善できた人、早朝のラジオ体操が楽しくなって早寝が習慣づき、自然に深酒しなくなった人。お酒以外の楽しみや目標ができると、飲まないでいることやノンアルや微アルで代替することが、それほど苦ではなくなります。

休日はできるだけ外に出る計画を立てるようにすると、計画を立てることそのものが新しい楽しみになります。そして、それを実践していくと、結果的にお酒の量が減っていきます。まさに、ライフスタイルを変えてくれるわけです。

本書は2024年2月2日までの情報をもとに作成しています。

おわりに

この本を手に取ってくださった皆さまに心から感謝申し上げます。

本作を通じて、お酒との付き合い方に関して、読者の皆さまに少しでも役立つ最新の情報を提供できればと思い執筆しました。

アルコール低減外来での日々の診療や研究活動の中で得た知見と経験を皆さまと共有できることをうれしく思います。

本書の制作にあたり、さまざまな方々の支援と助言があったことに深く感謝しております。編集協力いただいた井上佳世さん、すばる舎編集部の原田知都子さんの貴重なフィードバックと支援にも心から感謝しています。

この本が皆さまの日常生活において、何か新しい気づきやインスピレーションを与えることができれば幸いです。皆さまのこれからの人生に、本書が少しでもお役に立てることを願っています。

どうぞこれからもご愛読いただければ幸いです。

吉本尚

2024年2月

吉本尚（よしもと・ひさし）

1979年生まれ。北海道出身。筑波大学医学医療系准教授。筑波大学健幸ライフスタイル開発研究センター、センター長。博士（医学）。

無医村での診療を志して着任した山間部の総合診療クリニックでの患者さんたちとの出会いをきっかけに、飲酒と健康についての研究に取り組むようになる。

2019年1月には、北茨城市民病院附属家庭医療センターに総合診療科で日本初となるアルコール低減外来を開設。その後、筑波大学附属病院でもアルコール低減外来を開設し、患者さん個々の飲酒状況などに応じて飲酒量を減らすアドバイスを行っている。

2024年、日本が国として初めて作成した飲酒の目安、厚生労働省「飲酒ガイドライン」の作成検討会委員。NHK『ごごナマ』『今日の健康』『健康チャンネル』『クローズアップ現代』、日本テレビ『スッキリ』『news every.』等に出演。メディアを通じて広く情報発信を行っている。今回が初の著書となる。

あなたの時間と元気を取り戻す
減酒《げんしゅ》セラピー

2024年2月26日　第1刷発行

著者	吉本 尚
イラスト	キタハラケンタ
デザイン	岩永 香穂（MOAI）
編集協力	井上 佳世
発行者	徳留 慶太郎
発行所	株式会社すばる舎
	東京都豊島区東池袋3-9-7 東池袋織本ビル　〒170-0013
	TEL 03-3981-8651（代表）　03-3981-0767（営業部）
	FAX 03-3981-8638
	https://www.subarusya.jp/
印刷	シナノパブリッシング

落丁・乱丁本はお取り替えいたします

ISBN978-4-7991-1186-4